El poder de sanar

Planeta

DOCTOR BAYTER

EL PODER DE SANAR

ESTÁ EN TUS MANOS

Planeta

Obra editada en colaboración con Editorial Planeta – Colombia

© Jorge Bayter, 2024

© 2024, Editorial Planeta Colombiana S. A. – Bogotá, Colombia

Derechos reservados

© 2024, Editorial Planeta Mexicana, S.A. de C.V.
Bajo el sello editorial PLANETA M.R.
Avenida Presidente Masarik núm. 111,
Piso 2, Polanco V Sección, Miguel Hidalgo
C.P. 11560, Ciudad de México
www.planetadelibros.com.mx

Primera edición impresa en Colombia: abril de 2024
ISBN: 978-628-7665-92-7

Primera edición impresa en México: octubre de 2024
Primera reimpresión en México: noviembre de 2024
ISBN: 978-607-39-1563-2

Impreso en los talleres de Impregráfica Digital, S.A. de C.V.
Av. Coyoacán 100-D, Valle Norte, Benito Juárez
Ciudad de México, C.P. 03103
Impreso en México – *Printed in Mexico*

Índice

PRÓLOGO

Por: Anyha y Daniel Habif

Era un domingo a la madrugada, de esos en los que te comes el techo de tu cuarto mientras inundas el espacio con preguntas obsesivas que, al parecer, no tienen respuesta. Decidí abrir mi Instagram con la única intención de matar el insomnio a punta de *scrolling*. Fue justo ahí cuando en mi pantalla apareció un hombre diciendo a todo volumen: "¡Esto que tú ves aquí no es comida, es mierda!". La frase sentenciaba de forma contundente uno de mis mayores placeres: el chocolate. Me molestó, me agradó y me atrapó al mismo tiempo; la condena que escuchaba en mi pantalla me daba una extraña esperanza, como si hubiese aparecido un camino que pudiera ayudarme. Decidí ingresar al perfil de este extravagante ser, y resultó ser un médico que lo último que parecía era un doctor. Por el contrario, era un individuo agradable y disruptivo que, por alguna razón, logró que sus palabras resonaran justo donde yo escondía la negación a dejar un sinfín de alimentos que comprendía, pero no aceptaba, que eran un total veneno para mi salud. Yo llevaba ya un par de meses en una constante batalla por recuperar mi salud, la cual no dejaba de menguar cada día. Desde alergias, dolores de cabeza insoportables, gastritis diaria, dolores musculares, y ni hablar del turismo médico y el sinfín de exámenes que me hice durante casi un año. Mi fe estaba herida y, junto con ella, mi estado anímico era un animal abandonado que se arrastraba buscando alguna solución. El video del Doctor Bayter que vi esa noche no ofrecía ninguna receta mágica, ningún camino de microondas con soluciones inmediatas, únicamente aseguraba que era yo quien me había puesto en este lugar deplorable por seguir consumiendo ¡MIERDA! No lo pensé dos veces, abrí los mensajes directos, le escribí y dije en aquel texto: "Ya no quiero seguir comiendo mierda. Quisiera una consulta para poder hablar con usted, doctor". Si en mi casa no dejaba ni medio día la basura, me preguntaba a mí misma: "Anyha, ¿qué haces comiendo mierda?".

Para hacerles el cuento largo muy corto, el doctor me respondió, me dio cita, hablé con él, no me regañó, sino que me instruyó y me mostró los cientos de senderos que podía tomar para recuperar mi salud. En esa consulta descubrí el enorme y profundo amor que le tiene a la salud, así como la gigantesca y admirable preparación médica que lo sostiene como un experto en la salud. Me llené de entusiasmo y seguridad, y tomé una de las decisiones más radicales y difíciles de mi vida: mandar al carajo un número importante de alimentos que para mí son veneno puro. Yo quiero una vejez llena de vigor, poder y energía, y a mis 52 años no puedo seguir jugando carritos creyendo que tengo 20 y que aún hay tiempo para seguir destruyendo mi cuerpo. Si hace años hubiese sabido lo que hoy sé, hubiese empezado hace 20 años y me hubiese evitado un sinfín de dolores y angustias que me golpearon tan duro que no quiero ni acordarme de ellas.

Después de unas cuantas consultas, llamadas y mensajes, mi amistad con el Doctor Bayter comenzó a florecer. Su atención, generosidad y sobre todo autenticidad me llevaron a confiar y a avanzar en este proceso con él. En una de esas llamadas me comentó que se encontraba terminando su libro, por lo que lo felicité de gran manera. Mi esposo es escritor y sé lo que eso significa para alguien. Son años de trabajo, esfuerzo, estudio y preparación para forjar un libro que pueda cambiarle la vida a alguien, y solo se logra cuando de tu corazón y tu alma emanan las palabras que llevan verdad y luz genuina. Para mi sorpresa me invitó a escribir el prólogo y heme aquí honrando su trabajo. Cuando terminé de leer el libro, pude comprobar que cada una de las hojas que leerás a continuación moverá los cimientos de tu comprensión sobre la gigantesca importancia de la alimentación en todas las áreas de tu vida.

Este libro está respaldado por una riqueza de conocimientos médicos y científicos, presentados de manera accesible para todos. Encontrarás recursos inestimables que trascienden las convenciones dietéticas comunes. Da explicaciones claras y concisas sobre los nutrientes esenciales y las mejores prácticas alimenticias, y rompe los mitos que han enredado la comprensión pública durante demasiado tiempo.

Este es un manual al que puedes regresar cuando las dudas te ataquen, la ansiedad te persiga o la falta de voluntad haya llegado a su último suspiro. Hallarás una chispa que te recuerda que eres capaz de tomar el control absoluto de tu salud y que no por ello debes vivir privada, frustrada y en un estado tiránico.

En medio de la confusión y la desinformación que hay hoy en día, deseo que este libro pueda ser un faro y te acompañe para inspirarte y así encontrar el control de tu salud y ser el defensor de ella, para que, como yo, también puedas cambiar tu salud de forma duradera.

Bienvenidos a un nuevo camino de salud y vitalidad.

ANYHA RUIZ DE HABIF

La medicina siempre será una conversación continua entre la ciencia y la humanidad. Esta lección la asimilé tras padecer la enfermedad de Lyme durante 9 años. Comprendí que, mientras un médico se enfoca en tratar la enfermedad, uno excepcional, como el Doctor Bayter, guía al paciente para entender cómo su propio cuerpo también puede sanarse. Él, como médico, te instruye y acompaña en la comprensión de tu organismo, en la prevención y uso de tus capacidades innatas en beneficio de tu salud. La visión médica del Doctor Bayter trasciende su carácter científico para convertirse en un arte lleno de alma y corazón. Es así como logra ver al hombre en su totalidad, no solo su enfermedad.

DANIEL HABIF

INTRODUCCIÓN

Nuestro cuerpo es una máquina perfecta, hermosa y sanadora, así fue diseñada genéticamente, con el poder de autosanarse. Pero este poder de sanación lo hemos venido perdiendo y hoy, por alguna razón, nos hemos convertido en máquinas de enfermedad.

Este libro lo escribo desde la óptica de la enfermedad y la muerte, como médico especialista en Cuidado Intensivo que soy. En mis 20 años de trabajo como intensivista aprendí acerca del poder IMPLACABLE de la enfermedad y la muerte. Durante ese tiempo firmé 1023 certificados de defunción de pacientes que entraron vivos, pero muy enfermos, a la UCI y que, a pesar del arduo trabajo de un equipo humano multidisciplinario, aguerrido e inmejorable, y con toda la tecnología disponible, como corazones artificiales, aparatos de circulación extracorpórea, balones de contrapulsación aórtica para mantener la tensión arterial, hemodiálisis para tener un riñón artificial, pulmones mecánicos para ventilar a los pacientes, los mejores medicamentos disponibles para sostener la función del corazón y tratar de mantener una vida artificial mientras se recuperaba la vida que el paciente había perdido, incluso con todo esto, la enfermedad es

IMPLACABLE y la muerte es inminente, y son estas circunstancias las que nos enseñan lo frágiles que nos hemos vuelto.

Desafortunadamente el valor de la vida solo se entiende desde el poder de la muerte inminente. Recuerdo cuando uno de los mejores amigos de mi padre, Hernando, llegó a la UCI una noche en la que yo estaba de turno, con un infarto al corazón. Un infarto se presenta cuando el músculo del corazón se empieza a morir, al taparse una arteria coronaria. Los pacientes que lo han sufrido lo describen como un DOLOR CON SENSACIÓN DE MUERTE. Hernando sentía que el corazón se le iba a romper en dos y en ese momento solo me miró a los ojos, me tomó de las manos y me dijo: "Jorge, no me dejes morir. Solo necesito 15 días para dejar todo organizado, para mi esposa y mi hija, que tú sabes solo tiene 8 añitos". En ese instante Hernando hizo una fibrilación ventricular, es decir, entró en paro cardiaco. En palabras no médicas, se nos murió. Como autómatas que somos en la UCI, activamos el código azul, iniciamos la reanimación cardiopulmonar de inmediato, lo colocamos en un respirador artificial, le dimos masaje cardiaco y enseguida descargamos choques eléctricos a máximo voltaje en su pecho. Para nuestra fortuna, su corazón comenzó a latir de nuevo, pero sabíamos que sería solo por pocos segundos. Lo más rápido posible lo pasamos a una camilla y lo llevamos a la sala de hemodinamia, que es donde se lleva a cabo el procedimiento para destapar las arterias del corazón.

Como Hernando estaba prácticamente muerto, mi amigo, el doctor Rafael, el hemodinamista que llevó a cabo el procedimiento, introdujo un catéter por una arteria situada en la ingle y metió un cable de metal con toda la pericia y sin demora hasta las arterias del corazón. Al poder palpar lo que estaba sucediendo dentro del pecho del amigo de mi papá, mi colega me dijo: "Jorge, no hay nada que hacer. Tiene todas las arterias del corazón tapadas al 100 %, y no puedo entrar a ninguna para destaparla y hacer que le llegue de nuevo sangre al corazón. Creo que se va a morir". En ese instante Hernando volvió a hacer un segundo paro cardiaco, al que con desespero respondí con los masajes y choques eléctricos que indica el protocolo ante estas circunstancias, y le dije a Rafael: "Así tengas que romper la arteria, tienes que entrar a la coronaria izquierda[1] por cualquier hueco y destaparla". Es entonces que, en las peores condiciones, mientras le estaba dando masaje al paciente y su tórax se está moviendo de arriba abajo, mi colega Rafael logró pasar el dilatador por el tronco de la arteria principal del corazón y destapársela. En ese mismo instante, Hernando entró en ritmo cardiaco de vida y recuperó el pulso. Logramos arrancarlo de las garras de la muerte.

Cuando Hernando abrió los ojos, en su camilla en la UCI, yo estaba a su lado. Con lágrimas en los ojos le expliqué todo lo había sucedido y le dije: "Amigo, ahí tienes los 15 días de vida que me pediste". Él se soltó a llorar de la felicidad, me abrazó y me dijo: "Gracias por ser mi ángel de la guarda". En ese instante comprendí que la vida sin salud no vale y que nuestros sueños están dictados por la enfermedad que construimos día a día, sin saberlo. Mi amigo, y ahora paciente, se iba a morir. La gravedad de su enfermedad la hacía inoperable. Ese es el poder de la muerte, que es implacable e, incluso, parece, a veces, más fuerte que el poder de la vida.

A Hernando me lo encontré tres meses después, en el centro comercial, caminando lento, con su esposa y su pequeña hija. Me abrazó con cariño y con ojos aguados me dijo: "Gracias, Jorge. Ya me puedo morir tranquilo. Dejé completamente organizado el futuro de mi esposa y de mi pequeña hija". Le pregunté qué

---

1   Esta es la arteria más importante del corazón.

había hecho. Me contó que había encontrado la manera de garantizar todos los estudios de su hija, que había dejado cuadrado su seguro de vida, que se había dedicado a grabar videos para que su pequeña pudiera verlos el día de su primera comunión, sus 15 años y su matrimonio, y así poder acompañarla con su amor desde el cielo. También les dejó 50 cartas, una para cada Navidad hasta el año 2060. Aprovechó ese tiempo "extra" también para reiterarle todo su amor a su esposa y dejarle claro que tenía su bendición para rehacer su vida cuando estuviera lista y encontrara a alguien. Un mes después de ese encuentro recibí la llamada de mi papá para contarme que Hernando había muerto de un infarto fulminante, pero que había muerto feliz.

Así como Hernando, otras 1022 personas que atendí en un lapso de 20 años murieron en la UCI. Ellas no contaron con la suerte de poder despedirse de sus seres queridos y organizar su vida antes de partir. A esas 1022 familias les tuve que decir la misma frase, que ya me sabía de memoria: "Lo siento. Hicimos todo lo posible por salvar su vida, pero su cuerpo no resistió". Quizás parezca una frase de cajón, pero manifiesta la realidad de lo que hacíamos un equipo de entre 10 a 20 personas al luchar al unísono por reanimar y salvar las vidas de todas las personas que entraban a esa unidad, con toda la tecnología disponible en el segundo hospital más importante de Latinoamérica, especializado en enfermedades del corazón. Pero como ya dije, el poder de la enfermedad y la muerte son implacables.

Es muy triste que nuestros sueños estén dictados por la enfermedad que padecemos y no por las destrezas y dones que poseemos. Nacemos sanos, y con el poder de la autosanación, con posibilidades ilimitadas para construir sueños, pero al final la enfermedad es más fuerte. ¿Qué le pasó a nuestro cuerpo? ¿Por qué se alejó de la salud y ya no es capaz de sanarse?

Pues porque hoy el 10 % de la población mundial es diabética, el 33 % es prediabética, el 40 % es hipertensa, el 65 % de
todos los adultos y el 40 % de los niños del mundo está en sobrepeso y obesidad, y la enfermedad autoinmune es la principal causa de consulta médica en el mundo. ¿Acaso es normal
que 60 millones de personas mueran cada año, antes de tiempo,
por cuenta de una enfermedad que les roba los sueños? ¿Es normal que la mitad de la población mundial esté muriendo hoy de
solo tres enfermedades (infarto del miocardio, infarto cerebral
y cáncer)?[2] ¿Es normal que nuestro cuerpo se haya especializado en tapar arterias y hacer crecer células cancerígenas? ¿Acaso es esa nuestra esencia?

Estas preguntas me las hice durante cada uno de los días que
trabajé en la Unidad de Cuidados Intensivos y durante esos 20
años investigué los patrones que se repetían en cada uno de los
miles de pacientes que pasaron por mis manos, todos gravemen-
te enfermos y al borde de la muerte.

Y aunque en esos casos la enfermedad parecía ser implacable, les tengo una noticia: la salud SIEMPRE es más fuerte que la
enfermedad. Y no hay que estar al borde de la muerte para entender lo que significa VIVIR SANOS Y SIN MIEDO A ENFERMAR.

Este libro explica mi visión de la salud después de haber conocido y trabajado tan cerca de la muerte, luchando contra ella
y quitándole el 90 % de sus víctimas. Con esto me refiero a que
hoy en día las UCI solo tienen un 10 % de mortalidad, pues gracias al trabajo que los profesionales de la salud hacen en ellas,
solo una de cada diez personas que ingresan mueren. Pero si las
personas que llegan a una UCI al borde de la muerte y sobrevi-
ven no toman la decisión consciente de hacer un cambio de vida,

---

2   https://www.who.int/es/news-room/fact-sheets/detail/the-top-10-causes-
of-death

el resto de vida que les queda (la sobrevida) será muy pobre durante los siguientes 5 a 10 años.

Durante esos 20 años de trabajo aprendí que las personas que construyen una muerte antes de tiempo repiten una y otra vez, sin piedad, un estilo de vida que es, al final, el que los lleva derechito a la UCI. Son pocos los sobrevivientes que se atreven a contar esa realidad. Y no, no tiene que ver con la falta de ejercicio, de sueño o de sol. Lo que lleva a estas personas directo a la zona crítica de cualquier hospital es lo que durante años ponen en sus bocas. La genética no es la principal culpable de que en los cuerpos humanos se tapen las arterias o se formen células cancerígenas; eso solo pasa en 5 % de los casos, según la American Cancer Society.[3] Nos llenamos de grasa corporal, tapamos nuestras arterias, dañamos nuestro sistema inmune, ponemos patas arriba el sistema hormonal y volvemos mierda nuestro metabolismo por cuenta de lo que comemos. Y la razón principal es porque hemos decidido alimentarnos para darle placer a nuestra lengua, sin importar lo que esto signifique para nuestros cuerpos y nuestra salud.

La mentira más grande, que se nos han hecho creer para beneficio de la gigantesca industria alimenticia, es que las grasas tapan las arterias y que debemos evitarlas a toda costa. Pero nadie habla de los carbohidratos. Y déjenme contarles que el problema principal de la enfermedad no es de las grasas, sino de la excesiva activación de la insulina al comer carbohidratos. A esto se le conoce como síndrome metabólico y lo explicaré cuando hablemos acerca del origen de tu enfermedad.

Al entender la raíz de la enfermedad, comprenderemos también que nuestro cuerpo no fue hecho para producirla, sino que es una maquinaria que está hecha para permitirnos vivir sanos.

---

3   https://amp.cancer.org/es/cancer/prevencion-del-riesgo/genetica/sindromes-de-cancer-familiar.html

JORGE BAYTER | 21

El principal don que tiene el cuerpo es que todo su material genético está hecho para autosanarse y darnos una vida plena, enérgica y feliz.

Es importante recordar que los médicos no estudiamos para dar salud, sino para tratar la enfermedad. Para ponerle un parche a los síntomas con un medicamento. El encargado de cuidar tu salud eres tú. No le pidas salud a tus médicos, no estudiamos para eso. Durante mis 16 años de estudios profesionales y especializaciones, solo aprendí y memoricé todas las enfermedades sobre la faz de la Tierra y los posibles medicamentos que podían ayudar a devolver a medias la salud del paciente. Pero nunca nos enfocaron en la raíz del problema, sino en la corrección matemática. ¿A qué me refiero con eso? A que aprendemos a dar un medicamento para bajar los niveles altos de azúcar y otro medicamento para bajar las cifras de la tensión arterial, pero nunca pensando en curar al paciente sino en alargar su vida, así siga enfermo. El fin es que viva más tiempo. La esencia de los estudios médicos es aliviar la enfermedad, no es devolver la salud. Querer que las personas vivan sanas no es la razón de ser de un médico. Incluso, a veces, los médicos estamos más obesos y enfermos que nuestros propios pacientes.

Llegar a viejo sano, enérgico y feliz no es una decisión de tu médico, ni debe serla. Vivir sano y morir sano es una decisión personal e intransferible, que requiere que conozcas tu cuerpo, tu esencia, tu vida y tu salud. Vivir sano y sin miedo a enfermar es una decisión personal y en estas líneas te voy a brindar las herramientas para que te mantengas sano, y si estas enfermo te des la oportunidad y corras el riesgo de sanarte. Obvio: es más fácil mantenerse sano y prevenir las enfermedades que sanar o revertir una enfermedad que ya existe, pero nada es imposible para quien quiere y tiene las herramientas para lograrlo.

Escribí este libro con un solo propósito: que te conviertas en el dueño de tu salud y de tu sanación. Tu cuerpo y cada una de tus células están preparadas para sanarte: solo tienes que vivir en concordancia con eso y aprender a alimentarte para sanar. Ese es el secreto para resolver la ecuación.

Vivir para sanar es muy simple. Mientras lees este libro te darás cuenta de que ya sabías cómo hacerlo, que lo tenías claro, pero llevarlo a la acción no es una decisión fácil y requiere una decisión personal férrea y una disciplina inquebrantable.

La salud no toma vacaciones, comer sano no tiene días de descanso, porque la enfermedad suele comenzar durante esos momentos de despreocupación. La salud está en las pequeñas, buenas y sabias decisiones que tomamos cada día de nuestra vida, y que van sumando.

El poder más grande que tienen el ser humano es el poder de sanar. VIVE SANO, VIVE FELIZ. Déjame enseñarte cómo.

NOTA

La información presentada en este libro es de carácter divulgativo y no debe ser tomada como un diagnóstico médico ni psicológico. Ni los autores del libro ni la editorial se hacen responsables de los potenciales perjuicios ocasionados por la omisión a esta advertencia.

CAPÍTULO 1

El origen de la enfermedad moderna. De qué enfermamos y de qué morimos.

Nuestro cuerpo es una máquina perfecta, hermosa y sanadora. Esa es una verdad absoluta que les puedo ofrecer, después de haber estudiado el cuerpo humano y su funcionamiento. Tengamos claro que cada una de nuestras células posee un material genético y unos organelos perfectos y bien organizados que cuentan con todos los mecanismos para autorrepararse ante cualquier daño. Pero algo está sucediendo, pues a pesar de tener estos mecanismos de autosanación en nuestro organismo, el cuerpo se ha convertido en una máquina para producir enfermedad. Incluso muchas de las enfermedades que aquejan a las personas hoy en día son nuevas, son males que la ciencia médica apenas conoce hace 100 años o menos, como por ejemplo el alzhéimer. Estas son las que hoy se llaman enfermedades modernas.

Hoy la ciencia está de acuerdo en que solo del 3 al 5 % de las enfermedades que contraen las personas son genéticas o heredadas, como en el caso del cáncer,[4] y el restante 95 al 97 % son enfermedades metabólicas.

La palabra metabolismo viene del griego *metabole*, que significa *cambio*, y se refiere a la capacidad implícita que tienen los seres vivos de cambiar la naturaleza química de los alimentos para convertirlos en energía, estructura corporal y material genético. En palabras simples quiere decir que las enfermedades metabólicas son las que se derivan de nuestra alimentación. Esto ya lo tenía claro Hipócrates, el griego considerado padre de la medicina, que nació en el año 460 a. de C., cuando dijo: "Que tu alimento sea tu medicina y tu medicina tu alimento". Esto quiere decir que los alimentos tienen el poder de sanarnos, porque son la esencia del metabolismo, pero que asimismo tienen el poder de enfermarnos, y eso es lo que está sucediendo hoy en día.

Para el año 2023, según la Organización Mundial de la Salud (OMS) 2500 millones de personas están en sobrepeso y obesidad, y para el año 2035, 4000 millones (el 51 % de la población mundial) lo estará.[5] El Centro para el Control de Prevención de Enfermedades (CDC) de Estados Unidos[6] reporta que uno de cada tres estadounidenses, o sea el 34 % de los adultos mayores de 18 años, se encuentra en estado de prediabetes. Hoy hay 600 millones de diabéticos en el mundo según la Federación Internacional de Diabetes[7] y 1280 millones de hipertenso,[8] según

---

4   https://amp.cancer.org/es/cancer/prevencion-del-riesgo/genetica/sindromes-de-cancer-familiar.html

5   https://www.worldobesityday.org/assets/downloads/World_Obesity_Atlas_2023_Report.pdf

6   Centro para el Control y la Prevención de Enfermedades, CDC. *Informe Nacional de Estadísticas de Diabetes*, 2020.

7   *Atlas de la Diabetes* de la Federación Internacional de Diabetes (FID).

8   Informe de hipertensión de la Organización Mundial de la Salud, publicado el 16 de marzo de 2023.

la OMS, pero lo más grave es que la mitad de ellos no sabe que sufre esa afección. No se trata solo de un problema de obesidad, ya que la enfermedad metabólica no ataca solo a personas obesas sino también a personas delgadas y en su peso "ideal". Según un estudio publicado en el *Journal of the American College of Cardiology* en el año 2022,[9] el 93,7 % de los adultos que viven en Estados Unidos están metabólicamente enfermos, o sea que solo el 6,7 % se encuentran en optima salud cardiometabólica.

Según la OMS,[10] al año mueren 60 millones de personas, y de ellas el 48 % lo hace de solo tres enfermedades: infarto del miocardio, infarto cerebral y cáncer. Estas tres son enfermedades principalmente metabólicas, pues en un 60 % se dan en personas obesas, que en su mayoría tienen prediabetes o diabetes, además de hipertensión. Estas enfermedades ocurren en personas que llevan vidas llenas de estrés y alejadas del sol, todo lo que llamamos factores de riesgo. Pero los humanos no siempre hemos vivido en esas condiciones. La obesidad, por ejemplo, pasó del 7 % en 1980 al 35 % en el 2020, y la diabetes del 4 al 10 % de la población mundial adulta.[11] Estas son cifras desastrosas que reflejan que no estamos alimentándonos para nutrirnos, sino para darle placer a la lengua. Aunque no queramos reconocerlo, darle placer a la lengua es sinónimo de obesidad y enfermedad.

Al analizar las primeras causas de muerte en el mundo (infarto del miocardio, infarto cerebral, los diferentes tipos de cáncer,

---

9   O'Hearn, M. *et al*. Trends and disparities in cardiometabolic health among U.S. adults, 1999-2018. *J Am Coll Cardiol*. 12 de julio del 2022;80(2):138-151. En: https://doi.org/10.1016/j.jacc.2022.04.046

10 OMS. *Estimaciones de salud global 2016. Muertes 2000-2016*. Ginebra: OMS, 2018. En: https://www.who.int/es/news-room/fact-sheets/detail/the-top-10-causes-of-death

11 https://www.who.int/es/news-room/fact-sheets/detail/diabetes y https://www.who.int/es/health-topics/obes_ty#tab=tab_1

diabetes, alzhéimer, falla renal y cirrosis), queda claro que todas se relacionan.[12] El infarto agudo del miocardio y el infarto cerebral son enfermedades secundarias a la resistencia a la
insulina, es decir, al alto consumo de carbohidratos que lleva a
nuestro hígado a generar algo llamado *lipogénesis de novo*, que
es la acumulación de grasa a partir de glucosa y se relaciona con
la obesidad, los triglicéridos altos y los factores de inflamación
elevados. El cáncer también es una enfermedad metabólica, lo
dijo el premio Nobel de Medicina Otto Warburg en 1931. La
obesidad, las alteraciones de la insulina, el alto consumo de azúcares, de carbohidratos y de químicos en la comida procesada,
unidos a un sistema inmune precario por cuenta de la ruptura
de los ritmos circadianos, la normalización del consumo de alcohol y de tabaco, y niveles bajos de vitamina D por ocultarnos
del sol, son el caldo de cultivo perfecto para que una célula normal del organismo comience a crecer de manera desordenada.
El alzhéimer es una enfermedad que hoy reconocemos como la
diabetes tipo 3 y se cree que deriva de la resistencia a la insulina
en las neuronas, lo que lleva a un detrimento de la función energética y la posterior muerte neuronal que termina por destruir
nuestra memoria. La diabetes mellitus, especialmente la tipo 2,
que es la más preponderante y la que presenta el 95 % de los pacientes que sufren esta enfermedad, tiene una sola causa: la resistencia a la insulina. Esta no se da por comer grasa; su única
causa es el consumo excesivo de carbohidratos, no solo de azúcar, como nos hicieron pensar durante años, porque en últimas
todos los carbohidratos se convierten en glucosa y fructosa en
nuestro torrente sanguíneo. Sí, para que sepan, la unidad básica funcional del azúcar, los monosacáridos o azúcares simples,

---

12 https://www.who.int/es/news-room/fact-sheets/detail/the-top-10-causes-
of-death

están presentes en todos los carbohidratos, como la avena, el arroz, la papa, la yuca, el plátano, las frutas, los granos y las semillas, y si los comemos todos los días tienen el mismo impacto a nivel celular que el azúcar. Es decir, el exceso de azúcar hace que se dañen los receptores de insulina en las células y que entonces la insulina transite en exceso por nuestra sangre y sin ser procesada correctamente, a lo cual se le llama "resistencia a la insulina". La cardiopatía y la nefropatía hipertensiva, que llevan a la falla o insuficiencia del corazón o del riñón, comparten la misma causa. Hoy sabemos que la hipertensión tiene un origen inflamatorio y no es genética y menos aún esencial, se deriva de la inflamación del endotelio vascular, secundario a los mediadores inflamatorios de la grasa visceral, en obesos y delgados, sumado a la resistencia a la insulina. Por eso hoy la hipertensión arterial se considera un estado prediabético. Todas estas enfermedades tienen un denominador común y matan al 70 % de las personas del mundo: son de origen metabólico. Al síndrome metabólico se le llama hoy de manera extravagante, para que tu no lo entiendas. Se le conoce como *síndrome X*. Lo que sí es importante que sepas es que también se deriva de la resistencia a la insulina, o sea del consumo excesivo de hidratos de carbono.

Y todo esto surge de la llamada pirámide nutricional, esa que a ustedes seguramente les enseñaron en el colegio, que fue creada por el hombre y que va en contravía de nuestra estructura corporal. Esa pirámide es defendida a capa y espada por las organizaciones de la salud, los gobiernos, los médicos, los nutricionistas, y es la base de los principales negocios en el mundo: la agricultura desmedida, los negocios billonarios de comidas —que nos llevan a la enfermedad— y la venta desmedida de medicamentos por parte de las farmacéuticas. Pareciera que la obesidad y la enfermedad fueran los negocios más lucrativos de la humanidad, y es cierto, pues 10 empresas manejan el 80 % de la comida procesada en el mundo y 10 laboratorios venden el 80 % de los medicamentos del planeta.[13] Esto no es un secreto, pero todo aquel que se atreva a mencionar un cambio en la actual política de alimentación será tildado de loco, así su propuesta sea bajar el consumo de carbohidratos del 60 al 40 %, porque va en contra de los intereses económicos de los más poderosos.

El único camino que tenemos para vivir una vida plena y sin miedo a enfermar es tener un metabolismo sano. Y para lograr eso debemos cuidar lo que nos metemos en la boca, aprender a alimentarnos para nutrir nuestro cuerpo y no solo para sentir placer. Y esto no lo digo para dañar el negocio de nadie, lo digo porque es la verdad.

Si somos conscientes de que la hipertensión, la diabetes, la obesidad, los infartos y el cáncer son resultado de lo que meto en mi boca, pues voy a alimentarme pensando en eso. Si sabemos que la mayoría de las enfermedades autoinmunes, como la artritis, la enfermedad de Hashimoto, el síndrome de Sjögren, la rosácea y la dermatomiositis, están ligadas al gluten, pues debemos intentar dejar de comer harinas de trigo, de cebada, de centeno y de avena, porque no tenemos que jugar a la ruleta rusa con el sistema inmune. Nos quieren convencer a toda costa de que estas enfermedades son genéticas, heredadas, y por ende no tienen nada que ver con la alimentación, cuando lo contrario ya está demostrado. No podemos normalizar que el 90 % de los adultos lleguen a los 70 años tomando medicamentos para la hipertensión, la diabetes y el colesterol alto, además de analgésicos

13 https://cadenaser.com/ser/2017/04/06/economia/1491476876_711312. https://pharmaoffer.com/es/blog/us-pharma-giants-top-10-pharmaceutical-companies-in-the-us/

y antiácidos. Siento decirlo, pero NO es normal. La enfermedad no puede ser normalizada, es inconcebible que hoy vivamos llenos de dolores, sin energía y enfermos, y que esto sea la regla. Pero si mi metabolismo esta dañado, ahí está el inicio de mi enfermedad y mi muerte.

Quiero repetirles. El cambio que sufren los alimentos para convertirse en estructura, músculos, tendones, huesos, material genético, energía eléctrica para conectar mi sistema nervioso y mecánica para mover mi cuerpo se llama *metabolismo*. Eso es el metabolismo. No es otra cosa. Si me alimento para dar placer a mi lengua, me convierto en una máquina de obesidad, enfermedad y muerte, y peón para los principales negocios que existen en el mundo. Si me alimento para tener un metabolismo sano, me convertiré en esa máquina perfecta, hermosa y sanadora para lo que fui creado. Solo hay dos opciones, es blanco o negro, no hay grises. O vivo para sanarme o vivo para enfermarme. Es una decisión personal, el cuerpo funciona solo, las células respiran solas, el corazón late de forma autónoma y el pulmón respira, así yo no quiera. La única decisión que es 100 % autónoma es la que he tomado mal y es cuidar que lo que meto en mi boca no solo me dé vida, sino vida plena. Quiero reformar la frase de Hipócrates, por una frase que deseo que metas en tu cabeza desde hoy: *Que la comida sea tu alimento, tu alimento tu medicina y tu cocina tu farmacia.*

La resistencia a la insulina nos convierte en máquinas de enfermedad

Mary, de 43 años, era una mujer casada con dos hijos que una mañana despertó en una cama que le era ajena, en un ambiente convulsionado y lleno de pitidos y alarmas, de personas en batas blancas y vestidos azules de cirugía que corrían de un lado para otro. Lo primero que se preguntó al abrir los ojos fue qué hacía ahí.

Intentó voltearse de lado, pero no fue capaz. Quiso levantar la mano, pero se dio cuenta de que el cuerpo no le respondía, que no podía mover las extremidades de su lado derecho. Además, y esto fue lo que más la angustió, al intentar llamar a la enfermera se dio cuenta de que no era capaz de pronunciar una sola palabra. No podía hablar, no podía moverse a su antojo, y con desespero comenzó a golpear las barandas y el colchón de su cama con la mano y la pierna izquierda que aún podía mover. Al percatarse, la enfermera jefe corrió a auxiliarla y a tranquilizarla. La tomó de la mano, le acarició el pelo y le dijo: "Tranquila, Mary, todo va a estar bien. Yo soy Patricia, la enfermera jefe de turno, y ya llamo al Doctor Bayter para que te explique lo que pasó".

Mary despertó después de tres días de estar sedada. Al llegar le expliqué:

> Mary, te cuento que hace tres días presentaste un accidente cerebro vascular, o ACV, de tipo isquémico. Eso quiere decir que una de las arterias de tu cerebro presentó ateroesclerosis, o sea, se ocluyó con un trombo. Se trata específicamente de una rama de la arteria más importante del cerebro, que es la arteria cerebral media, y eso causó una isquemia o muerte del área del cerebro que controla los movimientos de tu cuerpo, es decir el área motora, en la parte posterior del lóbulo frontal.

Ella solo me miraba con el ceño fruncido y como de mal genio, y me pedía con sus ojos que dejara de lado las palabras médicas y le explicara lo que tenía, pero en español. Entonces retomé:

Mary, tuviste una trombosis. Por eso perdiste la movilidad de medio cuerpo, de media cara y de algunos músculos que controlan tu lengua, por eso no puedes mover tu mano derecha, tu pierna derecha y presentas afasia, por eso no puedes hablar. La buena noticia es que en un mes vas a comenzar a hablar de nuevo y entre seis meses a un año podrás quedar sin secuelas de este episodio, con las terapias adecuadas. La mala noticia es que, si no cambias de estilo de vida, la isquemia te puede repetir y te puedes morir.

Las lágrimas brotaban de su ojo izquierdo (porque con parálisis facial solo se llora por un ojo) al escuchar lo que le decía. Pero a pesar de todo, con cariño, le aseguré que iba a salir bien de esto.

La primera pregunta de la mamá de mi paciente fue: "¿Por qué le pasa esto a mi hija, si solo tiene 43 años, doctor?". Le pregunté por los antecedentes y me contó que Mary había tenido diabetes gestacional en su último embarazo y que después de dar a luz le diagnosticaron prediabetes, por lo que tomaba metformina. "Pero no tiene nada más, Doctor Bayter. Ya no es obesa y controla bien sus niveles de glicemia. Es sana". Al preguntarle con qué valores manejaba la glicemia su hija, me contestó: "Siempre entre 105 y 120 mg/dl. Eso sí, ya le toca tomar dos pastillas de metformina".

Esta es la historia de muchas personas que creen estar sanas, porque son jóvenes y delgadas y aún no han sido rotuladas como diabéticas, pues sus niveles de glicemia, aunque altos, no están en el rango establecido para declarar la enfermedad. Mas eso no evita que puedan llegar a una enfermedad grave e irreversible, como una trombosis cerebral. Lo primero que debemos saber es que, aunque las enfermedades las diagnosticamos a partir de un número, la salud o estar sano no lo dicta una cifra. Los resultados de los exámenes pueden estar todos bien, pero eso no quiere decir que la persona no esté enferma y que luego muera o haga un evento trombótico con los "números normales" y sin ser diagnosticada con ninguna enfermedad. Y aunque yo tengo una frase que es: "Estamos sanos hasta el día en que nos enfermamos", en la práctica no sucede así. Una prediabetes se construye durante 20 a 30 años y una diabetes durante 30 a 35 años. Un infarto se construye durante 40 años y nunca sucede de forma súbita. De forma súbita nos podemos morir, pero una diabetes tipo 2 se construye con cuidado, determinación y tiempo, hasta llegar a endurecer una arteria, producir hipertensión, tapar una arteria coronaria o cerebral, y llevar a un infarto. Es un proceso lento y acumulativo que se fabrica con cada pequeña mala decisión, sobre todo con las que determinan qué nos llevamos a la boca a lo largo de la vida.

Entonces ustedes deben estar pensando en este momento: "¿Como así? ¿Estas enfermedades no son heredadas o genéticas? ¿No me tocaba ser diabético porque mi mamá era diabética? ¿No me tocaba ser hipertenso porque mi papá era hipertenso? ¿No tengo más riesgo de infarto porque mi padre murió de uno?". Pues les tengo una buena noticia: NO. Lo que les vengo a decir es que las enfermedades modernas, o metabólicas, derivan de nuestra mala alimentación y son secundarias a un síndrome que se conoce como el *síndrome de resistencia a la insulina*.

Entonces quiero aclarar algo: el hecho de que un alimento sea natural y esté hecho por Dios no quiere decir que no le vaya a hacer daño al organismo. Los estándares mundiales que se aplican en la actualidad señalan que una persona debe basar el 60 % de su alimentación en carbohidratos. Es decir, en alimentos cuya base es la glucosa o la fructosa, como el azúcar; cereales como el arroz, la avena y el trigo; granos como el maíz, el frijol, el garbanzo, las lentejas y las arvejas; semillas como la quinoa, la linaza, el amaranto y la chía; y frutas como la naranja, el banano y el mango. Al quitarles el agua a todos estos alimentos, descubrimos que son del 40 al 50 % pura glucosa y que van a crear un efecto glicémico en el organismo. Cuando llegan al intestino, se absorben en la sangre y elevan la glucosa. Al hacer esto, el páncreas libera la insulina necesaria para procesar la glucosa. Al páncreas no le importa si la glucosa viene del azúcar procesado, de una cucharada de arroz, de una arepa de maíz o de una fruta, y eso quiero que lo tengan muy claro: desde el punto de vista bioquímico la insulina es liberada independientemente de que el tipo de alimento que se haya ingerido sea procesado o natural. Así, por ejemplo, el arroz que es natural, el maíz de la arepa, el pan hecho por el hombre, los jugos de frutas y el azúcar de una malteada tienen el mismo poder destructor para el organismo en cuanto a la enfermedad metabólica, derivada de la resistencia a la insulina.

Cada vez que comes un carbohidrato, tu páncreas tiene que liberar insulina y esta se pega al receptor en la célula para abrir las compuertas que permiten que el azúcar entre en la célula. Cuando el proceso se hace demasiado repetitivo, porque comes carbohidratos más de una vez al día, activas la insulina todas esas veces y en cada oportunidad esta se unirá al receptor en la célula. Con el paso de los años ese receptor se va volviendo duro, o resistente, a la acción de la insulina, y entonces le manda una señal al páncreas para que produzca más de esta hormona, porque no es capaz de absorber la que ya está en la sangre. Ante esto, el páncreas comienza a producir y liberar más insulina a la sangre de lo que antes necesitaba. Este fenómeno se llama hiperinsulinismo. Cuando esto pasa, no aumenta el azúcar en la sangre, es decir los niveles de glicemia son normales, pero eso no significa que no se estén desencadenando fenómenos que enferman y que son más difíciles de identificar. Al aumentar al doble los niveles de insulina en la sangre, se promueve la lipogénesis, que es la formación de ácidos grasos, y este exceso también promueve la formación desmesurada de triglicéridos (que son la unión de tres moléculas de ácidos grasos con una de glicerol). Este fenómeno demuestra que la formación excesiva de triglicéridos no depende de comer grasas, sino de comer carbohidratos y activar la insulina. Es decir, los triglicéridos aumentan cuando aumentan los picos de insulina en la sangre. Esto conlleva la acumulación de triglicéridos en diferentes zonas del cuerpo, como el hígado (que se conoce como hígado graso), el corazón, la cintura y, una de las más temidas, la grasa visceral, o sea la barriga. La combinación de niveles de triglicéridos por encima de 100 mg/dl y de una cintura en hombres por encima de 98 cm y en mujeres de 88 cm son las maneras como hoy se diagnostica este síndrome de resistencia a la insulina, y puedo decirles que nueve personas de cada diez que me están leyendo cumplen estos criterios para diagnosticar esta enfermedad. Si ustedes mañana se hacen unos niveles de triglicéridos en ayunas y buscan en casa un metro de modistas y se miden la cintura, esto les ayudara a tomar decisiones en su vida antes de que sea demasiado tarde. Si cumplen con estos dos criterios, muy seguramente tendrán también hígado graso, y eso empeorará la situación. Se calcula que, solo en Estados Unidos, una de cada cuatro personas adultas y el 66 % de las personas con sobrepeso y obesidad tiene hígado graso, según el Colegio Americano de Gastroenterología.[14]

Para cuando ya estén asomando los síntomas que acabo de plantear, los niveles de tensión arterial o de azúcar en sangre aún

14 Feldstein, Ariel E. *Fatty Liver Disease*. North Bethesda, MD: American College of Gastroenterology, 2023. En: https://gi.org/patients/recursos-en-espanol/enfermedad-por-higado-graso/

serán normales. Estos son signos tardíos y que van aparecer 10 a 15 años después de los primeros, cuando los triglicéridos ya estén por encima de los 120 mg/dl y la cintura haya aumentado de tamaño. La cintura aumentada es una señal muy importante, porque predice la cantidad de grasa visceral (que está metida entre los intestinos). Ese no es un síntoma menor, pues esta grasa, como tiene poca irrigación de sangre, comienza a presentar necrosis (muerte del tejido) con facilidad y a liberar mediadores inflamatorios (como la proteína C reactiva, interleucinas y factor de necrosis tumoral), que comienzan a viajar por nuestro torrente sanguíneo y un día van generar inflamación por fuera y por dentro. Nuestro endotelio (que es la capa que recubre las arterias y que está en contacto con la sangre) comenzará a inflamarse también, y luego comenzará un proceso de glicación (se llena de azúcar) y oxidación que terminará engrosando y endureciendo las arterias. Esto llevará al organismo a la hipertensión y luego podrá iniciar un proceso de ateroesclerosis que ocluirá la arteria para matarnos de un infarto. Ahora, si el infarto no nos mata, nos dejara con secuelas, muchas de ellas irreversibles. Por eso es importante tener en cuenta que la hipertensión también se considera una patología prediabética.

Puede que en este momento, queridos lectores, solo seamos resistentes a la insulina, pero el proceso de daño al receptor de la insulina va a continuar si seguimos comiendo carbohidratos en exceso, y llegará el momento en que responderá muy lentamente o incluso para nada a la acción de la insulina, entonces la célula no abrirá las compuertas de la glucosa, o solo las abrirá parcialmente, y el azúcar comenzará a acumularse en la sangre. Será entonces cuando seas oficialmente considerado como prediabético. O sea, el proceso de llevar el azúcar en la sangre de 90 mg/dl (un rango que aún se considera normal) a 105 mg/dl (que ya entra en el espectro de la prediabetes) es un proceso de décadas de daño metabólico y se manifiesta con un número, pero el cuerpo sabe desde mucho antes que las cosas no están bien.

Después de convertirte en prediabético, tu cuerpo te da un último chance para cambiar tu estilo de vida, pero casi nadie suele aprovechar la oportunidad. Por lo general se visita a un profesional de salud y se cree que el proceso solo consta de bajar de peso, hacer ejercicio y tomar una medicación. Pero, como Hipócrates dijo hace 2500 años: *"Si estás enfermo y quieres sanarte, debes estar dispuesto a dejar lo que te enfermó"*. Quiero que sepas que no te enfermaste por comer grasa y menos por no hacer ejercicio. La enfermedad inició por el consumo de carbohidratos. Si ahora quieres sanar y revertirla, debes estar dispuesto a dejar todos los carbohidratos que te llevaron a esta condición.

La historia de Mary es muy diciente y quiero que sepan que se ven casos así en las UCI todos los días. La mayoría de los pacientes que hacen un infarto del miocardio o cerebral se lo deben a la resistencia a la insulina, incluso sin nunca haber tenido cifras elevadas de glicemia, es decir, sin haber sido diagnosticados con prediabetes o diabetes. La resistencia a la insulina, con o sin obesidad, es la enfermedad prevalente en el mundo y nos va a llevar en algún momento de nuestras vidas a la hipertensión arterial, a la prediabetes y/o a la diabetes. Sobre todo, estos factores de riesgo tendrán como consecuencia las dos causas principales de muerte en el mundo moderno: el infarto del miocardio y el infarto cerebral.

Por eso yo decidí dejar los carbohidratos por fuera mi alimentación y lo que quiero que sean la base de tu alimentación son la carne, el pollo, el pescado, los huevos y los vegetales. Solo así vas a evitar el síndrome de resistencia a la insulina y vas a prevenir las principales causas de muerte y las enfermedades prevalentes del mundo, como la hipertensión arterial, la obesidad, la prediabetes y la diabetes.

¿Sencillo? Sí. ¿Fácil? No. Esta decisión significa vivir por fuera de la adicción más grande de la humanidad, que es la adicción a los carbohidratos, el azúcar, los edulcorantes, la papa, la yuca, el maíz, las harinas, el trigo, los granos, las frutas y demás. Liberarse de esta adicción permite vivir una vida libre, sana y sin miedo a enfermar, y, ante todo, conseguir el objetivo supremo que es llegar sano, enérgico y feliz a los 80 años. Porque a esa edad es cuando realmente sabremos cómo hemos vivido.

Bibliografía

Centro para el Control de Prevención de Enfermedades, c. p. *Informe Nacional de Estadísticas de la Diabetes*. Atlanta: CDC, 2020.

Federación Internacional de Diabetes (FID). *Atlas de la diabetes*. Bruselas: FID, 2020.

Feldstein, Ariel E. *Fatty liver disease*. North Bethesda, MD: American College of Gastroenterology, 2023.

O'Hearn, M. *et al.* Trends and disparities in cardiometabolic health among U.S. adults, 1999-2018. *J Am Coll Cardiol*. 12 de julio del 2022;80(2):138-151.

Organización Mundial de la Salud (OMS). *Estimaciones de salud global* 2016. *Muertes 2000-2016*. Ginebra: OMS, 2018.

CAPÍTULO 2

La torre de control.
El cerebro y sus enfermedades.

Si nuestro cerebro fuera fácil de entender, nosotros seríamos tan simples que no lo comprenderíamos.

A los 75 años un escritor de novelas se percató de que ya no recordaba los libros que había escrito, así que comenzó a leerlos todos de nuevo. Lo hacía con emoción y se preguntaba a sí mismo en qué lugar de su cabeza reposaba la imaginación suficiente para contar historias tan únicas y bellas. Incluso lloró un día al releer la muerte del coronel Aureliano Buendía, en su obra maestra *Cien años de soledad*. En solo dos años su deterioro neurológico había avanzado tanto, que ya ni siquiera recordaba que era escritor y mirarlos no despertaba ningún júbilo en él, incluso al ver su foto en las solapas o la contraportada le preguntaba a su esposa por qué estaba su foto ahí. Ella simplemente le contestaba con dulzura y amor: "Porque tú escribiste ese libro". "¿Yo?", preguntaba él. "Sí, tú eres el mejor escritor que yo haya conocido en mi vida", le contestaba su mujer emocionada hasta las lágrimas.

Esta es la historia de nuestro premio Nobel de Literatura colombiano, Gabriel García Márquez, quien pasó el final de sus días preso en su mente por cuenta de una enfermedad neurodegenerativa conocida como la enfermedad de Alzheimer. Llegó un punto en que ya no reconocía a su esposa Mercedes y gritaba: "¿Qué hace aquí esta mujer mandando en mi casa si no es nada de mí?". O le preguntaba a la empleada: "¿Quiénes son esas personas que están en la habitación de al lado?". Eran Rodrigo y Gonzalo, sus hijos. La triste realidad es que una de las persona más creativas e inteligentes del mundo murió sin cerebro. Cuando aún podía pensar, en los momentos difíciles de su enfermedad en los que tenía conciencia de su pérdida de facultades cerebrales, dijo esta frase: "El cuerpo humano no está hecho para los años que uno podría vivir". Pero qué equivocado estaba él con esta frase.[15]

La verdad es que hoy sabemos que leer, escribir o estudiar en realidad no alimenta las neuronas; puede que aumente las conexiones neuronales, pero nunca les da vida o mantiene vivas las células cerebrales. Por eso me atrevo a cambiar la frase de Gabo por esta: "El cuerpo humano está hecho para ser cuidado y que así dure todos los años que uno podría vivir". Bajo esta premisa, ¿si la lectura no es la que alimenta el cerebro y no mantiene vivas las neuronas, entonces qué cumple con esa labor? Bueno, hablemos de eso.

Nos falta mucho por descubrir y comprender sobre el cerebro, pero hablemos acerca de lo que sí sabemos sobre esa enigmática bola de agua y grasa, esa gelatina resbalosa que todos los médicos tuvimos que sostener en clase de Anatomía. El cerebro es solo el 2 % de nuestro cuerpo, pesa 1,3 kilogramos y consume

---

15 Extractos de García Barcha, Rodrigo. *Gabo y Mercedes, una despedida.* Barcelona: Literatura Random House, 2021.

el 25 % de la energía y el oxígeno que bombea el corazón cada minuto. Es difícil dimensionar cómo un órgano relativamente pequeño se lleva el 25 % de toda la sangre, nutrientes y oxígeno que bombea el corazón, pero la explicación se encuentra si el asunto lo miramos desde el punto de vista metabólico. El cerebro es la base de la vida. Todo el día procesa información, le llegan tractos sensitivos, sale de él información motora que genera movimiento, pero, además, procesa pensamientos, sensaciones, operaciones y genera toda clase de energía, ya sea eléctrica, química, cinética, térmica; además, produce hormonas, neurotransmisores, material genético y todas las emociones que sentimos cada minuto, como felicidad, tristeza, ternura y desasosiego. En el cerebro está la mente, la conciencia, el ser, la esencia. Sin cerebro no somos más que un cúmulo de músculos, hueso y agua.

Entendemos poco de este órgano. Sabemos que está formado por unas células hermosas que se llaman neuronas; nuestro organismo tiene 40 billones de células y de ellas 50 000 millones son neuronas y estas se encuentran, sobre todo, en la parte externa del cerebro, que se conoce como sustancia gris o corteza cerebral. Las neuronas tienen una cola, o axón, que lleva el impulso nervioso "a saltos" entre una y otra neurona y, a su vez, el cuerpo de estas células tan especiales se prolonga a partir de 5 a 10 000 conexiones dendríticas que se encargan de recibir el estímulo proveniente de un axón vecino. Por eso, cada neurona se interconecta con 10 000 neuronas más, y esto crea la red de información más impresionante y difícil de descifrar del universo. Y todo esto ocurre cada segundo en un solo cerebro. Hay solo dos zonas del cerebro que tienen el poder de regenerar neuronas, proceso que se llama neurogénesis, y ocurre solo en el hipocampo y debajo de los ventrículos laterales. Aun así, la red neuronal es tan extensa y está tan bien interconectada que se necesita de un gran déficit neuronal para que se manifieste clínicamente un déficit cognitivo. De ahí viene la famosa frase del físico Albert Einstein cuando decía que un humano solo logra usar el 10 % de su cerebro. La red neuronal tiene 180 000 kilómetros de largo, la mitad del recorrido de la Tierra a la Luna. Pero lo cierto es que los humanos nacemos con el mismo número de neuronas, en promedio, pero lo que desarrollamos a lo largo de la vida son las conexiones dendríticas entre ellas y es eso lo que marca la imaginación y la inteligencia. Es lo que llamamos comunicación interneuronal. Entre más comunicaciones haya entre diversas neuronas, mayor entendimiento tendremos de cualquier proceso. Una cosa es la vida de la neurona como célula y otra muy diferente las conexiones entre ellas. De nada sirve tener 10 000 conexiones entre una neurona y otra, si el cuerpo de la neurona está enfermo o no produce energía limpia.

Esto lo entenderemos mucho mejor a partir de la historia del cerebro del hombre más inteligente y creativo que haya existido sobre la faz de la Tierra, Albert Einstein. Noventa minutos después de su muerte, el doctor Thomas Harvey, el patólogo que realizaba la autopsia, decidió robarse el cerebro del físico y premio Nobel, cortarlo en pedazos y guardarlo en formol. Veintitrés años después, en 1978, se recuperó, pero solo se comenzó a estudiar en 1998 en la Universidad de Princeton. Lo que se descubrió al estudiarlo nos dejó a todos en la misma medida tristes y felices. El cerebro de Einstein pesa lo mismo que el nuestro, unos 1300 gramos. La cantidad de neuronas en la sustancia gris es la misma, así como la densidad neuronal, alrededor de 40 000 neuronas por centímetro cúbico. Lo que sí cambia un poco, alrededor de un 15 %, es la cantidad de células de soporte (o células gliales) y el volumen de sus conexiones dendríticas, especialmente en el área parietal o de asociación. Aun así, estos hallazgos patológicos nunca pudieron explicar su elevadísimo nivel de inteligencia e imaginación. Al final lo importante es entender que la base del cerebro es la vida de la neurona, pues ella es el centro, pero la capacidad de asociación e imaginación la da el número de conexiones entre ellas.

Para entender cómo debemos cuidar un cerebro, lo principal es conocer su composición. Es de ahí que podremos saber cuál es la alimentación indicada para sostener tan preciado órgano. ¿Por qué personas creativas como García Márquez se quedan sin cerebro al final de sus días? Pues porque una cosa es darle sustrato energético a la neurona y otra muy diferente crear conexiones dendríticas. Aunque leer, investigar y estudiar crea conexiones entre las neuronas, de nada sirve si el cuerpo de la neurona se queda sin energía y muere.

El cerebro es el órgano más grasoso del cuerpo humano. El 99 % del cerebro es grasa y agua, repartidas así: 77 % agua y 12 % grasa. Las principales grasas que componen el cerebro son principalmente los ácidos grasos omega 3 (DHA y EPA), el colesterol y las grasas saturadas y poliinsaturadas. Sin embargo, como nos dijeron que las grasas son malas, decidimos no ofrecerle suficiente grasa al cerebro y, en cambio, sí llenarlo de carbohidratos, porque alguien nos aseguró que el cerebro no podía vivir sin azúcar. ¿Por qué nos olvidamos de la composición de nuestro cerebro y decidimos desde el año 1900 degenerarlo y llenar el mundo de enfermedades neurodegenerativas como el alzhéimer y el párkinson? ¿Por qué una enfermedad como el alzhéimer, que fue descubierta en 1901, cuenta hoy con 60 millones de dolientes? La respuesta es fácil y ya para esta página todos los lectores deberían saberla: porque decidimos comer para darle placer a nuestra lengua, sin que nos importara la composición de nuestro cerebro.

Entonces, si la sustancia gris es agua y grasa, ¿la sustancia blanca, que es el 80 % del cerebro, de qué se compone? La sustancia blanca está formada por axones y están todos recubiertos de mielina, y esta a su vez está formada principalmente por grasas en un 85 %. Entre las grasas que la conforman están el colesterol, los fosfolípidos y la fosfatidilcolina. En resumidas cuentas, nuestro cerebro es grasa: es colesterol, es omega 3, es grasa saturada, pero hemos decidido darle solo carbohidratos. Así como todas las células del organismo se vuelven resistentes a la insulina, la neurona también, y por esa razón la glucosa no entra a la neurona y se termina muriendo. Todo, porque decidimos no entender nuestros orígenes y el correcto funcionamiento correcto de nuestro cuerpo.

Cuando en lugar de comer carbohidratos, como grasas, mi cuerpo la utiliza como energía. Así le doy estructura a mi cerebro a partir de las proteínas, el colesterol, los omega 3, las grasas saturadas, y le doy energía a mis neuronas a partir de los cuerpos cetónicos que produce el hígado y que son cuerpos energéticos. Estos los producirá mi cuerpo por sí solo, al sacar los carbohidratos de la dieta, y tienen como única finalidad cruzar la barrera hematoencefálica y dar la energía más hermosa, antiinflamatoria y con la menor cantidad de radicales libres. Toda la investigación para prevención y tratamiento de enfermedades neurodegenerativas se ha dirigido hacia la teoría de que los cuerpos cetónicos son la energía ideal y preferida por las neuronas. Así que, en resumen, la vida de mi cerebro son las neuronas y estas se cuidan dándoles estructura, grasas y proteínas, y brindándoles la energía de los cuerpos cetónicos. Con neuronas sanas podremos construir las conexiones dendríticas con amor, estudio, lectura y ejercicio.

Tener un cerebro sano es muy fácil. La clave está en alejarnos de los carbohidratos, comer grasas (especialmente omega 3 y colesterol), proteínas hermosas, leer mucho, hacer ejercicio y acercarnos al sol. Esa es la única manera de vivir sin miedo de enfermar, de presentar una enfermedad degenerativa como el alzhéimer que, repito, no es una enfermedad genética sino una enfermedad que se construye con lo que me meto a la boca, pero que también se previene de la misma manera. Porque una vez aparece, es irreversible e incurable.

Así que está en mis manos la forma como quiero vivir después de los 80 años. Si decido comer para darle placer a la lengua, debo saber que a esa edad una de cada cinco personas va a tener alzhéimer,[16] pero si decido alimentarme a partir de pequeñas buenas decisiones que le den estructura y energía a mi cuerpo y a mi cerebro, podré convertirme en una máquina de sanar.

Es fácil: aléjate de los carbohidratos, vuelve a la plaza de mercado y come carne, pollo, cerdo, pescado, mariscos, huevos y vegetales, y toma el sol, pero sin bloqueador solar.

Epilepsia. La enfermedad que llevó al ser humano a regresar a los orígenes de su alimentación.

Hace 100 años la investigación científica acerca del cerebro comenzó con la estrategia alimenticia más antigua de la humanidad, que en un principio se conoció como la dieta cetogénica y que se usó para el tratamiento de la epilepsia refractaria (que es la que presenta convulsiones que no responden a tratamiento con medicamentos).

La epilepsia ocurre cuando un grupo de neuronas empieza a presentar descargas eléctricas excesivas y desordenadas, que

---

16 https://www.scielo.cl/scielo.php?script=sci_arttext&pid=S0717-9227200
    3041200003#:~:text=La%20incidencia%20de%20la%20EA,85%20
    (3%2C%204)

llevan a movimientos corporales involuntarios bruscos con contracciones musculares episódicas y fuertes que involucran todo el cuerpo o en ocasiones solo una parte. Es una enfermedad terrible para el paciente que la sufre, pues no es consciente del evento neurológico cuando ocurre, y para la familia que lo vive y debe presenciar, atender y reaccionar ante un episodio que puede acarrear problemas físicos traumáticos y deterioro cerebral.

A los 2 años de edad, Charlie, el hijo del director de cine Jim Abrahams, debutó con una epilepsia refractaria. El pequeño fue sometido a múltiples exámenes como tomografía, resonancia magnética, punción lumbar y electroencefalograma, pero ninguno logró destapar la causa de las convulsiones, así que los médicos dieron un diagnóstico de epilepsia. A partir del diagnóstico comenzaron a tratar al niño con varios anticonvulsionantes, que no funcionaron y sí le produjeron varios efectos secundarios, como somnolencia, cambios de conducta y síndrome de Stevens-Johnson (una erupción grave que genera esfacelación en la piel). A pesar de todos los medicamentos, el niño seguía presentando crisis, al punto de requerir ingresos continuos a Urgencias que requerían de medicamentos cada vez más fuerte para tranquilizar los espasmos, que no solo menguaban su conciencia, sino que empeoraban su capacidad cognitiva. Además, se le obligaba a usar un casco de bicicleta o motocicleta para evitar un trauma craneoencefálico en las más de 100 crisis convulsivas que presentaba al día. Además, debía recibir medicamentos para los efectos secundarios del coctel de fármacos que recibía a diario y que incluían eczema en piel, sangrado rectal, sangrado de encías, hemorroides, somnolencia y perdida de su capacidad mental y psicomotora, que lo estaban llevando a un retraso cerebral severo. En medio de la impotencia de ver cómo su hijo iba perdiendo la batalla por su vida, su madre, desesperada física, emocional y económicamente, inició su propia investigación y encontró libros de inicios del siglo xx, específicamente de 1920, donde se mencionaba el uso de la dieta cetogénica para el manejo de este tipo de cuadros convulsivos. Poco después encontró los estudios del Hospital Johns Hopkins, que hoy es la institución líder en el manejo de la epilepsia con dieta cetogénica. En este hospital se llevó a cabo un estudio, cuyo artículo fue publicado en 1972[17], en el cual se manejaron con *dieta Keto* a 1000 niños con cuadros de epilepsia y se evidenció que el 52 % de ellos no volvieron a convulsionar y el 27 % logró una notable mejoría.

Con estos datos en la mano, la madre de Charlie inició una odisea contra viento y marea para sacar a su hijo del hospital donde estaba, incluso bajo amenaza de perder la custodia, para trasladarlo al Hospital John Hopkins e iniciar un protocolo guiado de dieta cetogénica. Después de entrar en cetosis, Charlie nunca volvió a convulsionar.

Abrahams, aclamado director de Hollywood, narró su tragedia familiar en una película protagonizada por Meryl Streep y entrenada en 1997 que se titula en español *Juramento hipocrático* y en inglés, *First Do Not Harm* (Primero no hagas daño), que es la base del juramento que Hipócrates escribió hace 2500 años y que los médicos recitamos el día de nuestra graduación. Desafortunadamente con el advenimiento de los medicamentos y las empresas farmacéuticas, este juramento se ha vuelto cada vez más difícil de cumplir.

Esta película se convirtió en el resurgimiento científico de esta estrategia sanadora, la dieta cetogénica, que hoy se considera una de las herramientas más importantes para el tratamiento de la mayoría de las enfermedades crónicas degenerativas del

---

17 https://doi.org/10.1111/j.1528-1167.2008.01821.x

cerebro. Es más, hoy se utiliza la dieta Keto como tratamiento de elección y de primera línea para los espasmos infantiles, la epilepsia mioclónica, la esclerosis euberosa y varios síndromes epilépticos como el Dravett, el Rett y el Lennox Gastaut, que no responden a medicación alguna.

La dieta cetogénica no fue concebida para bajar de peso y es hoy, tal vez, la estrategia sanadora más importante en la actualidad médica y una herramienta ideal para los más de 50 millones de personas con epilepsia en el mundo[18] que no desean tomar medicación de por vida.

¿Pero cómo nació? La dieta cetogénica nació durante el estudio para encontrar tratamientos efectivos contra la epilepsia. Los primeros reportes datan del año 1911 cuando Guillaume Guelpa y Auguste Marie comenzaron a tratar con ayunos a 20 niños que presentaban cuadros epilépticos y se registraron mejorías impresionantes. Luego, en 1921, Russell M. Wilder, médico, científico y profesor universitario de la Clínica Mayo, descubrió que los pacientes que hacían ayunos o comían bajo en carbohidratos producían acetona y B hidroxibutarato, lo que hoy conocemos como cuerpos cetónicos, estudio científico que publicó en el boletín de la clínica ese mismo año.[19] Todos los estudios en niños epilépticos hechos durante las décadas siguientes en la Clínica Mayo y el Hospital Johns Hopkins, y publicados en las revistas más importantes del mundo, como *Pediatrics*, en los cuales durante de 3 a 6 años se les hizo seguimiento a los pacientes con convulsiones intratables y que tomaban más de seis

---

18 https://www.paho.org/es/temas/epilepsia#:~:text=Aproximadamente%20 50%20millones%20de%20personas,la%20Región%20de%20las%20 Américas

19 Wilder, R. M. The effect of ketonemia on the course of epilepsy. *The Clinic Bulletin*. 27 de julio de 1921;2(307):1.

medicamentos a diario, y se demostró que al seguir una dieta con esas características el 50 % de los niños en solo 12 meses de manejo alimenticio ya no necesitaban medicinas y otro 30 % podía reducir la cantidad de medicamentos diarios que debía tomar.[20]

El mito más grande que existe alrededor de la dieta Keto es que este estilo de vida puede hacer daño en el largo plazo, pero estos estudios que hicieron seguimiento a los niños pacientes durante varios años demostraron que ninguno de ellos tuvo problemas de salud relacionados con la cetosis a corto, mediano o largo plazo; sus problemas de salud siempre derivaron de su enfermedad neurológica de base. Ninguno de estos niños tuvo que suspender la dieta por aumento del colesterol o de los lípidos en la sangre. Desde entonces se habla del efecto neuroprotector que tiene, no solo manejar niveles de glicemia estables y no comer carbohidratos, sino también producir cuerpos cetónicos. Hoy en día se conocen los efectos neuroprotectores de los cuerpos cetónicos para contrarrestar el efecto de los radicales libres de oxígeno, como el ion superóxido y los iones peroxidasas, que son los principales causantes del daño a nuestras neuronas y sistema eléctrico cerebral.

Hoy los adultos y niños epilépticos tienen la posibilidad, cuando el diagnóstico se hace a tiempo, de no solo evitar los medicamentos, sino tener una vida normal, libre de convulsiones y sin los efectos secundarios de la medicación que actúan en el sistema nervioso central. Pero hay dos grandes inconvenientes para que esto se haga realidad. El primero son los médicos neurólogos, que no le plantean esta posibilidad a sus pacientes. El segundo son los padres, que no están dispuestos a vivir en familia un

---

20 Hemingway C., Freeman, J. M., Pillas, D. J. y P. L. Pyzik. The ketogenic diet: A 3- to 6-year follow-up of 150 children enrolled prospectively. *Pediatrics*. Octubre del 2001;108(4):898-905. doi: 0.1542/peds.108.4.898. PMID: 11581442.

estilo de vida en cetosis y toman el camino más fácil, el de obligar a sus hijos a tomar medicamentos de por vida.

Tenemos una estrategia antigua, estudiada en los mejores hospitales pediátricos del mundo, reportada en la literatura, libre de efectos secundarios y sanadora: una simple dieta cetogénica. Pero esta estrategia tiene un gran problema: es gratis y no deja dinero a las empresas farmacéuticas. Además, requiere de la colaboración y trabajo arduo de médicos y de toda la familia, y no todos los actores están dispuestos a hacerlo. Es por eso que en muchas ocasiones se opta por un camino más sencillo, que los niños vivan presos de los carbohidratos, de los dulces, del arroz, del plátano y de la fruta, y este es el principal gatillo para que las neuronas inicien las descargas desordenadas llamadas convulsiones.

Si me estás leyendo y tienes un hijo, un hermano, un tío o un amigo epiléptico, explícale que puede sanarse y revertir esta terrible enfermedad solo con la alimentación, y en caso dado de que la dieta no logre mejorar la condición por completo, seguramente sí permitirá disminuir las dosis de medicamentos.

El cerebro es nuestro órgano más importante, pero vive intoxicado por los carbohidratos y nos grita de todas las maneras, ya sea con un simple dolor de cabeza, una migraña, un exceso o falta de sueño, una sensación de debilidad o incluso una convulsión, que dejemos de envenenarlo. Nuestro cerebro es grasa y hay que alimentarlo con grasas para que retome el camino de la sanación, pues la energía que más le gusta es la de los cuerpos cetónicos.

Protejamos nuestro cerebro, sin miedo, no solo para tratar esta enfermedad en nuestros jóvenes sino para prevenir los padecimientos neurológicos degenerativos que más atacan a nuestros adultos mayores, el alzhéimer y el párkinson.

La enfermedad de Alzheimer o diabetes tipo 3

Esta enfermedad es una demencia incurable y terminal. Es la causa de demencia más prevalente en el mundo y, como ya dije antes, se puede prevenir si desde el principio somos conscientes de lo que llevamos a nuestra boca.

Aunque esta enfermedad solo se descubrió y registró en el año 1906, a la fecha hay más de 60 millones de personas que la padecen.[21] El primer caso documentado es el de la mujer alemana Auguste Deter. A los 51 años comenzó a presentar fuertes expresiones de celos hacia su marido, cosa que jamás había pasado antes en su relación. Ese cambio de actitud se tomó simplemente como una reacción normal de una mujer de más de 50 años y no como una señal de alarma. Seis meses después, al salir a caminar al parque cerca de su casa como hacía a diario, no fue capaz de encontrar el camino de regreso. Luego comenzó a esconderse de su marido y a gritar, porque pensaba que él la quería matar. El psiquiatra que la atendió, Alois Alzheimer, decidió internarla en el Hospital Psiquiátrico de Frankfurt (en Alemania), pero su cuadro empeoraba cada vez más. Su comportamiento era agresivo, presentaba alucinaciones auditivas, gritaba durante horas y ya no reconocía ni a su esposo ni a su hija. Auguste murió 4 años después del inicio de la enfermedad, sola en su habitación y acostada en posición fetal sobre la cama. Tras su muerte, en el año 1906, el doctor Alzheimer pidió permiso a su esposo para diseccionar y analizar el cerebro de la paciente, y lo que encontró impresionó a todos los médicos de la época. Más de un tercio de las neuronas de la corteza habían desaparecido, y muchas de las que quedaban habían perdido su núcleo, es decir, su material genético y su citoplasma, y además en estos

21 https://www.alzint.org/u/WorldAlzheimerReport2019-Spanish-Summary.pdf

sitios se acumulaba un producto patológico que hoy se conoce como proteína B amiloide.

Al final, los pacientes con esta enfermedad pierden las neuronas y lo que se ve en la tomografía craneal es una atrofia de diferentes áreas del cerebro. La enfermedad de Auguste se llamó desde ese momento enfermedad de Alzheimer, en honor al médico que la descubrió hace apenas 115 años.

Hoy es la principal causa de demencia en el mundo. Según la OMS tenemos más de 60 millones de personas con esta patología. Un metanálisis, que evalúa la enfermedad de Alzheimer en Europa, indica que esta enfermedad se encuentra en el 8 % de los pacientes de entre 75 y 85 años, y que una de cada cuatro personas mayores de 85 años la va a desarrollar.[22]

A pesar de su naturaleza multifactorial, hoy el secreto se ha venido develando debido a la asociación de la diabetes tipo 2 con esta enfermedad. Tanto así, que los neurólogos han bautizado este padecimiento como la diabetes tipo 3. Varios artículos médicos mencionan que esta enfermedad neurodegenerativa y progresiva de la memoria está relacionada con una resistencia severa a la insulina en las células cerebrales, que no permite la entrada de la glucosa a las neuronas y estas se quedan sin energía para su funcionamiento normal y terminan muriéndose y cambiando hasta convertirse en una sustancia amiloide.[23] No podemos negar el hecho de que el abuso de carbohidratos está llevando a que perdamos nuestro cerebro y por ende nuestra

22 Niu, H., Álvarez-Álvarez, I. *et al.* Prevalencia e incidencia de la enfermedad de Alzheimer en Europa: Metanálisis. *Neurología*. Octubre del 2017;32(8):523-532.

23 Kandimalla R., Vani, T. y P. Hemachandra Reddy. Is Alzheimer disease a type 3 diabetes? A critical appraisal. *Biochim Biophys Acta Mol Basis Dis*. Mayo del 2017;1863(5):1078-1089. doi: 10.1016/j.bbadis.2016.08.018. Epub 25 de agosto del 2016. PMID: 27567931; PMCID: PMC5344773.

vida. En la actualidad, el alzhéimer es la sexta causa de muerte en los Estados Unidos, pues se estima que en ese país viven aproximadamente 16 millones de personas con esta enfermedad, que además ya se encuentra entre las primeras diez causas de muerte en el mundo.[24]

Hoy conocemos múltiples estudios que relacionan la degeneración del cerebro y la perdida de la memoria en pacientes con resistencia a la insulina, sin necesidad de presentar aumento en las cifras de azúcar en la sangre, es decir, sin presentar prediabetes. En los estudios se analiza el poder neurotóxico de la hiperinsulinemia como, quizás, la mayor causa de enfermedad de Alzheimer. Las personas que presentan esta hiperinsulinemia tienen el doble de riesgo de presentar este tipo de demencia.[25]

Está claro que la resistencia a la insulina es una enfermedad que afecta a todas las células del cuerpo que tienen receptores de insulina y por eso no se limita al hígado, el músculo y la grasa, sino también a la corteza cerebral y el hipocampo. De los 40 billones de células de nuestro organismo, 50 000 millones son neuronas y todas comparten los mismos organelos y las mismas funciones. Independientemente de lo que hagan, todas las células necesitan energía no solo para llevar a cabo sus funciones, sino también para no morir. Aunque parezca un dato increíble, una neurona puede vivir hasta 200 años si le damos la energía

---

24 Asociación de Alzheimer de Estados Unidos. Informe 2015. https://www.alz. org/alzheimer-demencia/datos-y-cifras

25 Luchsinger, J. A., Tang, M. X., Shea, S. y R. Mayeux. Hyperinsulinemia and risk of Alzheimer disease. Neurology. 12 de octubre del 2004;63(7):1187- 1192. doi: 10.1212/01.wnl.0000140292.04932.87. PMID: 15477536.

Arvanitakis, Z., Wilson, R. S., Bienias, J. L., Evans, D. A. y D. A. Bennett. Diabetes mellitus and risk of Alzheimer disease and decline in cognitive function. Arch Neurol. Mayo del 2004(5):661-666. doi: 10.1001/archneur.61.5.661. PMID: 15148141.

que necesita y no la matamos con el exceso de carbohidratos y de insulina. A diferencia de la mayoría de las células de nuestro cuerpo que son sustituidas cada cierto tiempo por unas nuevas, las neuronas nacen con nosotros y por ende tienen nuestra misma edad. En resumidas cuentas, una neurona puede vivir mucho más que el cuerpo que la alberga, lo que nos indica también que nuestro cuerpo y nuestro cerebro pueden vivir mucho más si los cuidáramos mejor.[26]

A pesar de que nuestro cerebro es solo el 2 % de nuestro cuerpo, necesita el 25 % de la energía y del flujo sanguíneo. Precisamente por eso, cualquier desbalance energético lo va a pagar este órgano tan importante. ¿Pero es cierto eso que nos han contado que el cerebro solo vive de azúcar?

Esta pregunta la debo responder de dos maneras. La primera, es que eso sí es así en una persona cuya alimentación se basa en más de un 50 % de carbohidratos y que se vuelve 100 % dependiente de la glucosa, pues las neuronas cerebrales son diferentes de las células del resto de nuestro cuerpo que pueden utilizar grasas y carbohidratos como energía. ¿Por qué el cerebro no puede usar grasas como energía? Pues porque nuestro cerebro esta recubierto por una membrana, que realmente es el endotelio o recubrimiento de los capilares arteriales del cerebro y se llama la membrana hematoencefálica, que protege al cerebro de virus y bacterias, y que no deja pasar las grasas de la sangre hacia él. Por eso el sustrato energético de las personas que no comen carbohidratos no son las grasas como tal, sino los cuerpos cetónicos. Estos cuerpos hermosos los produce el hígado para darle energía al

---

26 Yong, E. Neurons would outlive the bodies that contain them. *National Geographic*, 25 de febrero del 2013. En: https://www.nationalgeographic.com/science/article/neurons-could-outlive-the-bodies-that-contain-them#:~:text=%E2%80%9CNeurons%20do%20not%20have%20a,new%20body%20allows%20them%20to.

cerebro en las personas que no consumen glucosa y se dice que su energía es antiinflamatoria, está casi completamente desprovista de radicales libres y ayuda a la sanación de nuestro órgano más importante. Por eso la dieta cetogénica fue hecha para el cerebro, porque hoy se reconoce que los cuerpos cetónicos son el sustrato energético ideal para el cerebro, para prevenir y ayudar a tratar las enfermedades neurodegenerativas.

El problema es que el 99 % de la población mundial es dependiente de los carbohidratos y activa la insulina de forma tan desproporcionada que nunca ha usado la grasa como energía y por ende nunca ha producido cuerpos cetónicos, por miedo o desconocimiento a las repercusiones de este estado metabólico, sin imaginar que la enfermedad moderna está ligada precisamente a la resistencia a la insulina, es decir al consumo de carbohidratos.

¿Qué pasaría con una persona al dejar de comer todos los carbohidratos, incluso los derivados de las verduras verdes? Pues que se crea un balance hormonal especial, que no solo permite sanar la mayoría de nuestras enfermedades, sino que genera un cambio energético. El primer cambio tiene que ver con todas las células de nuestro cuerpo que comienzan a usar la grasa como energía. El segundo, que a partir del día 5 con este tipo de alimentación el cuerpo acaba con todas las reservas de azúcar y entonces el hígado empieza a formar cuerpos cetónicos para darle nueva energía al cerebro. El tercero es que el propio hígado va a tomar el glicerol derivado de los triglicéridos que se están sacando de nuestra grasa corporal para formar glucosa, gracias a un mecanismo precioso que se llama gluconeogénesis, que va a mantener el azúcar en la sangre en un rango estable y perfecto para realizar todas las funciones de las células que lo requieren. Es lo que llamamos un mecanismo hormonal perfecto diseñado para sanar. Esto lo hace el cuerpo solito, como un mecanismo innato de nuestras células. La única decisión que debo tomar es no darle carbohidratos a mi organismo.

Estamos seguros de que una alimentación cetogénica es ideal para prevenir enfermedades neurológicas degenerativas. Pero ¿qué pasa si ya tengo esta clase de demencia? Los estudios muestran que, en estadios iniciales de la enfermedad de Alzheimer, cuando la neurona no está dañada y la mitocondria aún está intacta y se ha perdido la capacidad de usar la glucosa como energía, se mantiene intacta la capacidad de usar los cuerpos cetónicos y esto permite un freno parcial de la enfermedad y una progresión más lenta de la misma.[27] Este tratamiento solo requiere dejar todos los carbohidratos y de esta manera generar una mayor concentración de cuerpos cetónicos en la sangre, y la mayor utilización de cuerpos cetónicos como energía cerebral. Esta es tal vez la única estrategia conocida no solo para prevenir sino para tratar la enfermedad de Alzheimer, y va mucho más allá de una simple medicación, según la revista *Nutrition*.[28] Esta debe ser una estrategia que se inicie de forma temprana, antes de que las mitocondrias de las neuronas sufran un daño permanente que no les permita usar ningún sustrato energético y mueran sin remedio. Después del inicio de esta enfermedad no hay manera de frenar el daño, no existe ninguna estrategia curativa, solo podemos ralentizar la evolución de la enfermedad y

---

27 Cunnane S. C. *et al*. Can ketones help rescue brain fuel supply in later life? Implications for cognitive health during aging and the treatment of Alzheimer's disease. *Front Mol Neurosci*. 8 de julio del 2016;9:53. doi: 10.3389/fnmol.2016.00053. PMID: 27458340; PMCID: PMC4937039.

28 Broom, G. M., Shaw, I. C. y J. J. Rucklidge. The ketogenic diet as a potential treatment and prevention strategy for Alzheimer's disease. *Nutrition*. Abril del 2019;60:118-121. doi: 10.1016/j.nut.2018.10.003. Epub 10 de octubre del 2018. PMID: 30554068.

lograr unos meses o años en los cuales el paciente pueda valerse por sí mismo antes de perder toda su memoria y su autonomía. Pero lo que sí es más fácil de hacer es comer para vivir sin miedo a enfermar y dejar todos los carbohidratos —a excepción de las verduras verdes—, comer grasas y proteínas, y así producir cuerpos cetónicos.

Enfermedad de Parkinson

Esta es la enfermedad neurodegenerativa con trastornos del movimiento más común en el mundo. Hasta los 80 años, don Tomás, mi suegro, había sido una persona "sana". Llegó a esta edad tomando solo un medicamento para la presión arterial, algo que hasta hoy se ha considerado normal. Nació en 1933 en un pueblo pequeño de menos de 10 000 habitantes en las riberas del río Magdalena en Colombia. En ese entonces, en esa región, no existían la luz eléctrica ni los refrigeradores, que solo llegaron en los años cuarenta. Fueron personas que tuvieron una juventud sana, vivían del campo y de la ganadería. Él estudió entre Santa Marta y Bogotá, y siempre fue un hombre preocupado por su salud. Tenía la costumbre de levantarse muy temprano, hacer 90 minutos de ejercicio diario (solo descansaba los domingos), fue visitador médico durante toda su vida laboral, siempre comió saludable y no consumía nada procesado. Era un hombre feliz al que nada lo estresaba, que no veía pantallas, que cenaba antes de ocultarse el sol y hacía una siesta de una hora a mediodía y dormía de 8 a 9 horas todas las noches, pues se acostaba temprano.

En resumidas cuentas, don Tomás tenía un estilo de vida saludable, mas no sanador. Lo digo, porque había algo que le encantaba a mi suegro y eran los carbohidratos en todas sus presentaciones: papa, yuca, arroz, plátano, frutas y legumbres. Comía 2 porciones de estos en cada comida, 3 veces al día, y no le podía faltar el dulce después del almuerzo, así fuera un pedazo de panela. Era una persona delgada, pero siempre con lo que llamamos comúnmente una barriga cervecera, pero que medicamente se define como grasa visceral por los carbohidratos en exceso.

Al cumplir 80 años comenzó a presentar un temblor marcado en los brazos y las manos cuando estaba en reposo, y movimientos en las piernas que hacían su andar más lento y comprometían su equilibrio. Estos síntomas fueron aumentando en reposo y al año ya se le dificultaba comer y hacer las tareas diarias. El temblor era cada vez más fuerte, tanto que ya no quería salir y menos ver a sus amigos, por la incomodidad que le producían estos movimientos involuntarios. La enfermedad lo aisló completamente y lo encerró en su casa, pues los temblores eran cada vez más fuertes y su coordinación más lenta.

Fue diagnosticado con enfermedad de Parkinson y se le inició tratamiento hace 8 años con agonistas del neurotransmisor dopamina, y aunque ninguna medicación para el párkinson cura la enfermedad, sí mejora en algo los síntomas, y eso permite que los pacientes puedan por lo menos comer y valerse por sí mismos durante un poco más de tiempo. Al escribir este libro don Tomás ya tiene 90 años y está muy disminuido. Ha perdido mucho peso corporal, camina muy lento, coordina muy poco, vive cansado, duerme 18 a 20 horas al día y su función cerebral y cognitiva es muy limitada. Don Tomás va a terminar como lo hacen todos los pacientes con párkinson, también con un deterioro progresivo de su función cognitiva y con una sobrevida promedio de 15 años después del diagnóstico. Mi suegro, con la mirada triste, nos dice todos los días, sin necesidad de hablar, que no quiere vivir más de esta manera.

Esta es la historia de los casi 10 millones de personas que viven con esta enfermedad en el mundo. Es la segunda enfermedad neurodegenerativa más frecuente después de la demencia tipo alzhéimer. Mientras que en el alzhéimer las neuronas que se degeneran y mueren de manera progresiva están en la corteza cerebral, en la parte más externa, o sea en la sustancia gris del cerebro, en la enfermedad de Parkinson los grupos neuronales comprometidos están en las profundidades del cerebro, en los ganglios basales, en el espacio denominado la sustancia negra. Todos los impulsos motores para mover una extremidad, que se generan en la corteza cerebral, deben pasar por los ganglios basales, hacer una conexión en este lugar, en el que los ganglios basales liberan un neurotransmisor llamado dopamina. Al degenerarse las neuronas de los ganglios basales no se produce dopamina de manera adecuada y es ahí donde comienzan todos los problemas de movimiento del paciente. Todos los medicamentos que se usan para el párkinson son análogos de la dopamina o aumentadores de las concentraciones de dopamina en este lugar, pero dar un medicamento para aumentar la dopamina nunca previene el deterioro neuronal, que es progresivo e irreversible. Entonces lo único que podemos hacer es prevenir la enfermedad o disminuir la progresión del daño ya instaurado.

Pero, entonces, ¿cuál es la causa de esta terrible enfermedad y qué se puede hacer para prevenirla? Aunque se ha hablado siempre de un componente genético, que en efecto puede ocurrir en un porcentaje pequeño de pacientes, esta teoría se ha ido desvirtuando en los últimos años debido a que la mayoría de los casos se presentan de manera aislada y sin que ningún otro miembro de la familia la tenga, y en especial porque la incidencia y prevalencia del párkinson ha crecido el 100 % en los últimos años, más que en los 50 años anteriores, según informe de la Organización

Mundial de la Salud.[29] Esto nos dice de forma inequívoca que el ambiente y lo que metemos a nuestra boca son la causa de esta enfermedad. La teoría que tiene más validez hoy en día es la *teoría intestino-cerebro*,[30] que plantea que los carbohidratos refinados y el gluten están directamente relacionados con el daño del epitelio intestinal, la autoinmunidad y la enfermedad celiaca no diagnosticada, tanto que muchos casos demuestran una mejoría significativa al retirar de la dieta no solo el gluten,[31] sino todos los carbohidratos. Incluso se ha visto que las manifestaciones neurológicas pueden ser la única manifestación de hipersensibilidad al gluten, aun sin presentar síntomas intestinales.

En resumidas cuentas, todas las enfermedades neurológicas degenerativas comparten la misma fisiopatología. Se trata de un daño de la maquinaria energética de la neurona, que se traduce en baja utilización de la glucosa como energía y exceso de producción de ácido láctico y radicales libres que terminan intoxicándola y destruyendo la mitocondria. Al dañar la maquinaria energética de la célula, la neurona muere, no cumple su función y se transforma en un material no neuronal. Todos están de acuerdo en que la glucosa, o sea el azúcar, y los carbohidratos son los que llevan al deterioro del cerebro y, por ende, es importante no solo dejar el gluten sino retirar todos los carbohidratos de la dieta, comer proteínas y grasas, y producir cuerpos cetónicos

29 Organización Mundial de la Salud (OMS). *Informe sobre la enfermedad de Parkinson 2022*. En: https://www.who.int/es/news-room/fact-sheets/detail/parkinson-disease

30 Klingelhoefer, L. y H. Reichmann. Pathogenesis of Parkinson disease the gut-brain axis and environmental factors. *Nat Rev Neurol*. Noviembre del 2015;11(11):625-636. doi: 10.1038/nrneurol.2015.197. Epub 27 de octubre del 2015. PMID: 26503923.

31 Baizaval-Carvallo, J. F. y J. Jankovic. (2012). Movement disorders in autoimmune disease. *Mov Disord*. Julio del 2012;27(8):935-946. doi: 10.1002/mds.25011. Epub 3 de mayo del 2012. PMID: 22555904.

para mejorar la función mitocondrial de nuestro cerebro, lo cual llevará a una mayor producción energética, menor producción de radicales libres de oxígeno y, por ende, una regulación de la expresión genética, con disminución de la actividad de muerte celular programada y aumento de factores neuroprotectores. Estudios acerca de la dieta cetogénica y la producción de cuerpos cetónicos han demostrado que después de 1 mes de iniciar este tipo de alimentación, se ve una mejoría en los síntomas del párkinson y del *score* de la enfermedad en un 43 %, y mejoría del 25 % del *score* de pérdida neurológica en el alzhéimer,[32] lo cual es muy significativo para estos pacientes. Pero lo más importante es que la evolución de la enfermedad se hace más lenta.

Debemos reconocer que el cerebro es nuestro espíritu, nuestra vida, nuestra conciencia, y que de nada sirve tener un cuerpo atlético, si perdemos nuestro cerebro. Hoy todas las personas que escribimos de forma moderna sobre salud en el mundo te estamos diciendo que debes alimentarte para vivir sin miedo a enfermar, para sanar, que debes comer para convertir a tu cuerpo en esa máquina perfecta hermosa y sanadora para lo que fue creado y si nuestras neuronas pueden vivir 200 años, démosles la alimentación necesaria por lo menos para que puedan vivir 120 años sin miedo. Pero esto requiere reconocer no solo que el azúcar y el gluten, sino todos los carbohidratos, le hacen daño en mayor o menor grado a tu cerebro y a tu cuerpo. Si quieres dar un primer paso para proteger tu torre de control, retira de tu vida el azúcar, los edulcorantes y todas las harinas como estrategia para tener un cerebro sano. Pero si quieres dar el paso definitivo

---

32 Maalouf., M., Rho, J. M. y M. P. Mattson. The neuroprotective properties of calorie restriction, the ketogenic diet, and ketone bodies. *Brain Res Rev.* Marzo del 2009;59(2):293-315. doi: 10.1016/j.brainresrev.2008.09.002. Epub 25 de septiembre del 2008. PMID: 18845187; PMCID: PMC2649682.

y vivir a partir de una energía antinflamatoria, debes producir la energía que más le gusta al cerebro y que genera menos inflamación y radicales libres, y es la de los cuerpos cetónicos, así no nos guste el nombre. La realidad es que la dieta cetogénica fue hecha para el cerebro y eso se ha demostrado desde 1920, pero hoy sabemos que este estilo de vida no solo beneficia el cerebro sino todo el cuerpo.

Bibliografía

Baizaval-Carvallo, J. F. y J. Jankovic. (2012). Movement disorders in autoimmune disease. *Mov Disord.* Julio del 2012;27(8):935-946.

Broom, G. M. *et al* The ketogenic diet as a potential treatment and prevention strategy for Alzheimer's disease. *Nutrition.* Abril del 2019;60:118-121.

Cunnane, S. C. *et al.* Can ketones help rescue brain fuel supply in later life? Implications for cognitive health during aging and the treatment of Alzheimer's disease. *Front Mol Neurosci.* 8 de julio del 2016;9:53.

García Barcha, Rodrigo. *Gabo y Mercedes, una despedida.* Bar- celona: Literatura Random House, 2021.

Hemingway C., Freeman, J. M., Pillas, D. J. y P. L. Pyzik. The ketogenic diet: A 3- to 6-year follow-up of 150 children enrolled prospectively. *Pediatrics.* Octubre del 2001;108(4):898-905.

Kandimalla R., Vani, T. y P. Hemachandra Reddy. Is Alzheimer disease a type 3 diabetes? A critical appraisal. *Biochim Biophys Acta Mol Basis Dis.* Mayo del 2017;1863(5):1078-1089.

Klingelhoefer, L. y H. Reichmann. Pathogenesis of Parkinson disease, the gut-brain axis and environmental factors. *Nat Rev Neurol.* Noviembre del 2015;11(11):625-636.

Luchsinger, J. A. *et al.* Hyperinsulinemia and risk of Alzheimer disease. *Neurology.* 12 de octubre del 2004;63(7):1187-1192.

Maalouf., M., Rho, J. M. y M. P. Mattson. The neuroprotective properties of calorie restriction, the ketogenic diet, and ketone bodies. *Brain Res Rev.* Marzo del 2009;59(2):293-315.

Niu, H., Álvarez-Álvarez, I. *et al*. Prevalencia e incidencia de la enfermedad de Alzheimer en Europa: Metanálisis. *Neurología*. Octubre del 2017;32(8):523-532.

Organización Mundial de la Salud (OMS). Informe sobre la enfermedad de Parkinson 2022. En: https://www.who.int/es/news-room/fact-sheets/detail/parkinson-disease.

Wilder, R. M. The effect of ketonemia on the course of epilepsy. *The Clinic Bulletin*. 27 de julio de 1921;2(307):1.]

Yaffe, K. *et al*. Diabetes, impaired fasting glucose, and development of cognitive impairment in older women. *Neurology*. 24 de agosto del 2004;63(7):1197-1192.

Yong, Ed. Neurons would outlive the bodies that contain them. *National Geographic*, 15 de febrero del 2013. En: https://www.nationalgeographic.com/science/article/neurons-could-outlive-the-bodies-that-contain-them#:~:text=%E2%80%9CNeurons%20do%20not%20have%20a,new%20body%20allows%20them%20to.

CAPÍTULO 3

Infarto agudo del miocardio, la primera causa de muerte en el mundo

Nadie se muere de un infarto de forma súbita o fulminante. El infarto se construye de forma lenta e inconsciente durante décadas a partir de lo que uno mete a su boca cada día.

Mi padre, Jorge Emilio Bayter, murió a los 67 años de lo que comúnmente se llama un paro cardiaco, mientras cruzaba la carrera séptima en la ciudad de Bogotá. Se desplomó en el separador pues le dio un infarto agudo del miocardio, y nadie en la calle estaba en capacidad de brindarle una reanimación cardiopulmonar o primeros auxilios. A una muerte como la de mi padre se le conoce como "muerte súbita". Pero, ¿qué tan súbita fue la muerte de mi papá, que aún estaba joven?

Hablar de mi padre nunca es fácil, porque él encarna lo más importante y preciado para mí: una persona buena, noble, bella por dentro, que siempre luchó para que sus hijos fueran exitosos y buenos seres humanos. De él aprendí casi todo lo que sé y fue el responsable de que nos criáramos en un ambiente familiar lleno de amor hacia mi madre y mis tres hermanos. Él era la base de nuestra familia y fue el mejor esposo, conferencista, amigo, abuelo y padre que pudiéramos tener. Era una buena persona, como diría mi esposa. Además, era lo que en Colombia llamamos "un gordo bonachón".

Mi papá murió cuando yo ya era médico especialista en Cuidado Intensivo y contaba con 20 años de experiencia en el campo. Puedo decir que conocía de memoria su historia clínica y que, como siempre vivimos en la misma ciudad, nos veíamos casi todos los días. Pero como intensivista siempre he repetido que mi padre no murió de un infarto fulminante, sino que construyó un infarto durante los últimos cuarenta años de su vida. Vivió y comió para tapar no solo sus arterias coronarias sino todas las arterias de su cuerpo. Él no era de comer mucha comida procesada, porque nacimos y vivimos muchos años en El Banco, un pueblo a orillas del río Magdalena, pero sí le encantaban el arroz, el pan, las arepas de maíz, las pastas y algo dulce después del almuerzo, y desayunaba todos los días con fruta y jugo de naranja. Puedo decir también que ese tipo de alimentación es típica en todos los que se infartan y que además creen que comen de manera saludable. Pero ese estilo de alimentación lo llevó a ser obeso desde que tengo memoria. Él decía: "Soy un obeso sano", porque cada vez que iba al médico este le decía que sus exámenes estaban normales: colesterol normal, azúcar perfecta, exámenes hepáticos y de riñón normales. "Solo tengo un poquito altos los triglicéridos, por encima de 150 mg/dl, y soy hipertenso. Pero gracias al medicamento tengo perfecta la tensión arterial".

Todo estuvo bien hasta el año 2002, pues entonces experimentó su primera muerte 10 años antes de morir de verdad. Durante el bautizo de su primera nieta, mi sobrina Paula, estábamos mi padre y sus tres hijos tomando vino y charlando de pie, parados en círculo, cuando él de repente cayó inconsciente al piso.

Realmente, cayó muerto al piso, había producido un episodio de muerte súbita frente a toda su familia, así como haría una década más tarde en el separador de la séptima. Pero ese día, en ese primer episodio, estuvo muy de buenas, pues tenía un hijo anestesiólogo (mi hermano Alejandro) y otro intensivista (yo) a solo centímetros de distancia de él. De inmediato ambos dimos la orden de llamar una ambulancia y nos arrodillamos frente a nuestro padre, con lágrimas en los ojos, a brindarle primeros auxilios. Lo primero que hice fue buscarle el pulso carotídeo y descubrí que no tenía. ¡Estaba muerto, ahí frente a todos nosotros! Al instante, comencé a hacerle masaje cardiaco y mi hermano respiración boca a boca. A los 3 minutos, al ver que no reaccionaba, le di un golpe precordial con el puño en la mitad del esternón. Un minuto después abrió los ojos y nos preguntó qué había pasado. Lloramos todos y nos abrazamos todos de felicidad. La RCP había funcionado bien esta vez, gracias a que se encontraba en las manos de dos expertos, o eso creemos mi hermano y yo. Lo llevamos a una institución cardiovascular, en donde le diagnosticaron un infarto agudo del miocardio y un bloqueo completo del corazón. Allí le hicieron un cateterismo cardiaco y le colocaron un marcapasos. Quince días después, para nuestro asombro y felicidad, estaba fuera de la clínica y en rehabilitación cardiovascular, con toda la intención de hacer un cambio completo de vida después de haber visto la muerte tan cerca. Yo siempre digo que el valor de la vida solo se entiende desde el poder de la muerte inminente.

Pero el valor de la vida no fue mucho para él, pues a los 3 meses estaba comiendo igual que antes, dándole gusto a su lengua, con su arroz, sus frijolitos y su arepita. Muy a pesar de que le expliqué todo el daño que le hacían los carbohidratos y la insulina en su cuerpo, su respuesta siempre fue: "Yo me estoy cuidando con lo que me dice el cardiólogo. No como grasas, dejé de comer huevo y estoy tranquilo porque mi colesterol es normal". A lo que yo le repliqué: "Pero papi, por favor, necesito que bajes de peso, por lo menos". "No te preocupes. Ya mi cardiólogo me autorizó la cirugía bariátrica", me contestó. Don Jorge se hizo el *bypass* gástrico, bajó de peso, aprendió a comer para volver a engordar y de forma egoísta decidió construir un nuevo infarto y su muerte, 10 años después. Él creyó que con bajar de peso con cirugía y hacer ejercicio iba a construir salud, cuando en realidad la enfermedad la construyó con lo que metió a su boca durante años. Y no fueron las grasas, porque ya no las comía por su infarto. Pero tomó la peor decisión y fue "comer saludable", con jugos, frutas, arroz —pero poquito—, una arepita pequeña, poca carne roja y poca grasa. Siguió comiendo el mismo 60 % de carbohidratos. No hay peor mentira para un enfermo que esa idea de "comer saludable". A las personas enfermas esa idea de comer saludable es lo que las está matando.

La historia de mi padre es la historia de 15 a 20 millones de personas que mueren cada año por infarto del miocardio, la mayoría de ellos de manera súbita, y el 30 % en el primer intento. El infarto del miocardio es la primera causa de muerte en el mundo y seguirá siéndolo, porque no somos conscientes de que no son el colesterol ni las grasas las que nos tapan las arterias, sino la resistencia a la insulina, los carbohidratos y la inflamación sistémica las que nos están matando. Eso y una vida alejada del sol y los ritmos circadianos son lo que dañan nuestro endotelio.

En los últimos 60 años toda la investigación en patologías cardiovasculares se ha centrado en el colesterol como el causante de todos los males. La razón es que lo que encuentran en una arteria con ateroesclerosis en un paciente muerto por infarto es colesterol dentro de la llamada íntima de un vaso lesionado. Pero aseverar eso es como decir que el agua ahoga si encuentran ese líquido en los pulmones durante una autopsia de un paciente ahogado. Lo que ahoga no es el agua, es no saber nadar. Lo que nos mata en un infarto no es el colesterol, es la inflamación sistémica y el daño endotelial producido por los carbohidratos y mediadores inflamatorios de la grasa visceral, que vuelve porosa esa capa y permite que el colesterol entre dentro de la pared de las arterias. Lo que nos mata, en resumidas cuentas, es no saber vivir.

Hace 20 años en España se medicaba con unos fármacos llamados estatinas (lovastatina, simvastatina, etc.) a todas las personas con niveles de colesterol por encima de 300, luego 260, hace 5 años por encima de 240 y hoy por encima de 200 mg/dl. El negocio de la venta de estatinas es buenísimo para los laboratorios, pero la incidencia de personas infartadas sigue en aumento. El *American Heart Journal*, que es la revista de la Sociedad Americana de Cardiología, publicó en el 2009 el estudio más grande en pacientes con eventos coronarios agudos, que se realizó con una muestra de 136 000 pacientes hospitalizados.[33] Allí se encontró que el 75 % de las personas que presentaban infartos o anginas estables o inestables lo hacían con niveles de colesterol LDL menores de 130 mg/dl y niveles de colesterol total por debajo de 240 mg/dl. Es decir, con niveles de colesterol que podríamos decir que son normales. La conclusión del estudio fue recomendar el uso de estatinas en paciente con colesterol mayor a 200 mg/dl. En ningún momento se les ocurrió indagar en otras posibles causas, como la resistencia a la insulina y el estilo de vida, pues eso no hubiera sido rentable para las empresas farmacéuticas. El resultado es que ahora gran parte de la población mundial está tomando unos medicamentos con efectos

---

33 Sachdeva, A. et al. Lipid levels in patients hospitalized with coronary artery disease: an analysis of 136,905 hospitalizations in Get With The Guidelines. *Am Heart J*. Enero del 2009;157(1):111-117.

secundarios terribles, como dolores musculares, aumento de la probabilidad de diabetes y otros, mientras todos se hacen los de la vista gorda y el infarto nos gana la batalla.

Llegó la hora de abrir los ojos. La enfermedad más aterogénica que existe es la diabetes y no se genera por comer grasas o proteínas, sino por comer carbohidratos. El 85 % de las personas con diabetes van a morir con ateroesclerosis, no solo del corazón, sino del cerebro, la aorta, los grandes vasos, la retina, el riñón, etc. Y lo más contradictorio es que los diabéticos dejan de consumir grasas, pero siguen comiendo carbohidratos. Entendamos de una vez que antes de ser diabético soy resistente a la insulina y que esto es el principal condicionante del daño al endotelio de las arterias.

Resistencia a la insulina, obesidad e hipertensión es la triada presente en el 75 % de las personas que se infartan y no la tienen por comer carne, pollo, pescado, huevo o vegetales. Es por comer carbohidratos. Las personas dejamos de comer grasas, de consumir sal, de comer carnes animales, y es ahora cuando más nos estamos enfermando e infartando. Alejarnos de las grasas y acercarnos a los carbohidratos fue la peor decisión que nos hicieron tomar. Esta decisión vuelve más ricos a los poderosos y más enfermas a las personas de a pie.

Pero ya no más. Quiero decir que ya no aguantamos más desinformación. Si quiero vivir sin miedo a presentar un infarto del miocardio, debo alejarme de los carbohidratos y acercarme a las proteínas animales sin miedo y con su grasa natural, todo esto ligado a una vida activa, cerca de la sal y el sol.

Lo más barato y fácil para las personas, y rentable para las empresas de salud y farmacéuticas, es vivir para enfermar. Pero, igual, al final lo tenemos que pagar con nuestro dinero en medicamentos y con tiempo para la enfermedad. Nuestro cuerpo es una máquina perfecta que no está hecha para infartarse o enfermarse, pero nos hemos olvidado de que lo que metemos a la boca es para nutrirnos y no para darle placer a la lengua.

En las páginas siguientes trataré de explicar el origen de los infartos del miocardio y del cerebro, que son las enfermedades que más muertes causan cada año en el mundo.

Ateroesclerosis, el proceso final del daño arterial

Voy a tratar de explicar de la mejor manera estos términos para que entiendas todo el proceso del infarto. Cuando hablamos de infarto, nos referimos a una zona que deja de recibir flujo sanguíneo y, al no recibir sangre, no le llega oxígeno ni nutrientes y se necrosa, es decir, se muere. Esa zona necrótica, o sea sin vida, es lo que se denomina una zona infartada. Si la zona infartada está en el músculo del corazón, se considera un infarto del miocardio; si es del tejido cerebral, se considera un infarto cerebral. La principal razón por la cual una arteria no le lleva sangre a un órgano es porque se endurece y se ocluye (se cierra); a esto se le conoce como ateroesclerosis. Esta oclusión normalmente ocurre cuando se acumulan grasa y colesterol en las paredes de las arterias. La pregunta ahí sería cómo hace ese colesterol para pasar de la sangre, donde normalmente transita en unos transportadores cerrados, y meterse dentro de una arteria. Acá está el secreto de la ecuación y eso es lo que quiero que entiendas.

Lo primero que debes entender es que la ateroesclerosis es un proceso inflamatorio crónico de la pared de las arterias que se inicia dañando la capa que recubre su parte interna, que se llama endotelio. Es por esto que no podemos decir que el culpable de esta enfermedad sea el colesterol, sino aquello que inflama el endotelio y le genera una porosidad que no debería tener y por la que luego se filtra el colesterol LDL al interior de la arteria y la tapa. El 90 % de las enfermedades cardiovasculares se asocian a la obesidad, a la resistencia a la insulina, a la hipertensión arterial, a la diabetes mellitus, al tabaquismo y a los lípidos altos en sangre (en especial triglicéridos por encima de 100 mg/dl).

Pero el gatillo del desarrollo de la arterosclerosis es la inflamación sistémica. Todo inicia con la resistencia a la insulina, que lleva a un aumento de los triglicéridos en la sangre, en el cuerpo y especialmente en la grasa visceral. Toda persona que presente niveles de triglicéridos por encima de 100 mg/dl y perímetro de la cintura aumentada, con o sin niveles de glicemia alterados, debería considerarse con resistencia a la insulina. El perímetro de la cintura aumentado es indicador de aumento de grasa visceral, es decir, la grasa que se acumula entre los intestinos y dentro del abdomen. Es especialmente esta grasa visceral la que, al crecer (hacer hipertrofia) y tener tan pocos vasos sanguíneos para su nutrición, crea un desbalance e inicia un proceso de necrosis con producción de mediadores inflamatorios como proteína C reactiva, factor de necrosis tumoral e interleucinas, que son vertidos al torrente sanguíneo y permanecen años en contacto con la pared del vaso sanguíneo. Es así como comienza a atacar el endotelio, con la ayuda extra de la acumulación de azúcar en las proteínas de esta capa celular, lo que se conoce como glicación. Pero antes de continuar con el proceso, quiero detenerme un momento en el endotelio del que tanto he hablado.

El endotelio, el órgano olvidado donde inician todos los infartos

El endotelio vascular no es simplemente una capa que separa a la sangre de los tejidos, es mucho más que eso. Es en realidad el órgano endocrino más extenso y activo que tiene el cuerpo humano. Su principal función es regular el flujo de sangre y la entrada de nutrientes a cada uno de los órganos del cuerpo y por eso es el órgano olvidado cuando se busca evitar un infarto. La disfunción del endotelio es la pérdida de balance entre los fenómenos que abren y cierran un vaso sanguíneo. El endotelio produce la principal sustancia vasodilatadora del cuerpo, que es el óxido nítrico (NO), que se genera a partir del aminoácido arginina y por acción de la enzima óxido nítrico sintetasa (NOS). El óxido nítrico solo fue descubierto hasta el año 1998 y le valió el Nobel de Medicina a los científicos estadounidenses Robert Furchgott, Louis J. Ignarro y Ferid Murad por el importante hallazgo. Esta sustancia no solo tiene funciones vasodilatadoras, sino también antiagregantes (lo que evita la formación de coágulos o trombos), antiinflamatorias y antioxidantes. El endotelio produce no solo sustancias vasodilatadoras como el óxido nítrico, las prostaciclinas y las bradicininas, sino también sustancias vasoconstrictoras como las endotelinas y la angiotensina II, así como factores de coagulación, como el factor V, para disolver coágulos o fibrinolíticos, mediadores inflamatorios y sustancias reactivas de oxígeno (ROS). Todo lo que produce el endotelio lo hace en perfecto equilibrio vasodilatador y vasoconstrictor, proinflamatorio y antiinflamatorio, para controlar de manera perfecta el caudal de sangre que le llega a cada órgano de nuestro cuerpo.

El proceso de aterogénesis, que es la formación de placas de grasa con la cual se inicia la obstrucción de una arteria, comienza entre los 5 y los 20 años, y su desencadenante es la disfunción del endotelio. ¿Por qué pasa esto? La principal causa es el estrés oxidativo causado por los carbohidratos en la sangre, sumado a la inflamación sistémica de la grasa visceral acumulada. Esta disfunción del endotelio lleva a la pérdida del balance de los fenómenos vasodilatadores, antiinflamatorios, antioxidantes y antitrombóticos, y hace que primen los efectos vasoconstrictores, proinflamatorios y protrombóticos que terminan por ocluir el espacio interior de las arterias. En resumidas cuentas, su causa directa es la hiperglicemia en la sangre, ya sea antes o después de las comidas, con o sin diabetes y obesidad. Lo que sabemos y nos cuesta entender es que el exceso de carbohidratos consumidos dos, tres y cuatro veces al día todos los días conduce a dos fenómenos: la glicación de las proteínas y al aumento del estrés oxidativo, por un lado, y por el otro, al aumento de la grasa visceral que produce mediadores inflamatorios. Ambos factores, juntos, van a terminar dañando el endotelio.

El proceso más dañino es la glicación, que es la adición de glucosa a las proteínas de la membrana celular del endotelio. Cuando la glucosa se une a los aminoácidos de una proteína específica, esta pierde su estructura, se deshidrata, se degenera y termina dañando la membrana celular y la célula, que termina programando su muerte en un fenómeno biológico que se llama apoptosis. Esta glicación también promueve la destrucción de los lípidos de la membrana y la liberación de radicales libres de oxígeno, que atacan directamente la mitocondria de la célula endotelial para darle la estocada final. Cuando sucede esto, se reduce la producción de óxido nítrico y la arteria pierde la capacidad de dilatarse y aumenta la producción de sustancias vasoconstrictoras. Esas sustancias oxidantes, vasoconstrictoras, conformadas por radicales libres, se denominan PFGA o productos finales de la glicación avanzada, y son las que generan la porosidad en el endotelio, es decir, que le dañan la barrera fisiológica y lo debilitan, lo que genera el caldo de cultivo perfecto para que las moléculas de colesterol oxidadas entren a la íntima arterial a través de los huecos que se generan en el endotelio. Entonces, lo que mata de un infarto no es el colesterol, como nos habían dicho, sino el daño del endotelio causado por los carbohidratos.

El segundo proceso que desempeña un papel acá es la glicación y oxidación del transportador de colesterol LDL. El transportador de LDL, que es una lipoproteína que transporta el colesterol y los triglicéridos en su interior para poder llevar estas moléculas a las células, tiene una proteína llamada APO B que permite que el receptor de las células la reconozca. Pero esta proteína también es glicada por la glucosa, y los PFGA (productos finales de la glicación avanzada de la glucosa) se pegan a la APO B y la dañan. En consecuencia, la molécula de colesterol no puede entrar en la célula para producir hormona o constituir la membrana celular, pues el receptor no reconoce a la proteína dañada y, en consecuencia, el transportador LDL se queda en el torrente sanguíneo, se oxida, se vuelve pequeño y termina metiéndose a las arterias que tienen huecos (porosidades) en el endotelio. Es allí, en las íntimas de las arterias, que por fin el sistema inmune reconoce esas moléculas como extrañas y su primera línea de defensa, los macrófagos, se comen esos transportadores LDL oxidados, y en ese proceso se forman las llamadas células espumosas, que son las responsables iniciales de la ateroesclerosis.

El fenómeno de ateroesclerosis comienza desde los 5 años, pero en el 30 % de las personas que la padecen su primera manifestación es un infarto fulminante que casi siempre termina en una muerte súbita. Por eso lo llamamos "el enemigo silencioso", porque podemos tener una arteria obstruida en un 70 % y no tener un solo síntoma hasta el día en que se presente el infarto. Por eso digo que no existen los infartos súbitos; en realidad las personas comen para dañar el endotelio y obstruir una arteria durante 20, 30 o 40 años, hasta el día en que se infartan.

Vuelvo y repito: el hecho de que encuentren colesterol en una arteria en el momento del infarto no nos indica que el colesterol haya sido el causante del mismo. La raíz es el daño endotelial causado por los carbohidratos, los productos de la glicación, la obesidad y los mediadores inflamatorios derivados de la grasa visceral. Por esta razón, el 85 % de los diabéticos mueren de ateroesclerosis en cualquier arteria, que puede ir desde la retina, el riñón, el corazón, el cerebro o las piernas. De las personas que sufren un infarto del miocardio, el 55 % son diabéticas, el 75 % son hipertensas y el 88 % son obesas.[34]

Pero hay otra triste realidad y es que el 30 % de las personas que se infartan están en su peso ideal y no tienen ninguna enfermedad conocida. Incluso, muchos son deportistas, pero comparten un denominador común y es que comen carbohidratos en exceso.

Así que llegó la hora de reconocer a nuestro enemigo principal, que no es el colesterol o las grasas saturadas, como nos hizo pensar la labor de marketing mentiroso más grande que se hizo durante el siglo xx, cuyo objetivo ha sido fomentar una de las industrias más grandes del mundo y que contribuye con el 20 % del producto interno bruto de países como Estados Unidos y China: la agricultura, en particular la producción de maíz, trigo, cebada, arroz, soya y caña de azúcar. Ellos son los responsables de que la pirámide alimenticia que se maneja hoy en día diga que lo balanceado sea comer casi un 60 % de carbohidratos al día y que esta sea la base de nuestra alimentación.

---

34 Puymirat, E., Alex Battler, A., Birkhead, J. *et al*. Euro Heart Survey 2009 Snapshot: Regional variations in presentation and management of patients with AMI in 47 countries. *Eur Heart J. Acute Cardiovasc Care*. 1.° de diciembre del 2013;2:4:359-370. En: https://doi.org/10.1177%2F2048872613497341

El colesterol, ¿una molécula asesina?

El colesterol es, después de las proteínas, la molécula más importante del cuerpo humano. La fascinación de los investigadores hacia esta pequeñísima molécula es tan grande que sus estudios le han valido 13 premios Nobel. Se trata de una grasa esteroidea que nos distingue como animales dentro del reino vegetal y es la que nos hace seres pensantes, estructurados y organizados. Lo digo porque es una molécula que solo se encuentra en la membrana plasmática de las células eucariotas, o sea en los tejidos corporales del reino animal y en el plasma exclusivo de los organismos vertebrados. Si algo sobre la faz de la tierra no tiene colesterol, no es animal. Por esta razón no existe colesterol en un vegetal, en un aceite de coco, en un aceite de aguacate y mucho menos en un aceite vegetal e inflamatorio. Por eso, cuando nos recalcan que un aceite vegetal es bueno porque no tiene colesterol, lo que quiere decir es que no es un alimento que dé vida y que lo más posible es que se trate de una grasa ultraprocesada hecha por el hombre para ganar dinero. El colesterol está presente en cada una de las células humanas. Es producido en el hígado y la mayoría va para el cerebro, el recubrimiento de los nervios (la mielina), la bilis y, obviamente, la sangre, para poder repartirlo en todo el organismo y usarlo en la formación de las hormonas más importantes del cuerpo humano.

El colesterol es una grasa especial, muy diferente de los ácidos grasos libres y los triglicéridos, por eso no hay que confundirlos. Es una grasa esteroidea, que no se usa como energía, como los triglicéridos, sino para formar estructuras celulares, como las neuronas, las células, las hormonas esteroideas y las vitaminas especiales. Es tan importante, que el cuerpo es capaz de producirla en el retículo endoplásmico de las células, especialmente las del hígado. Es uno de los tres procesos en los cuales el cuerpo es capaz de sintetizar *de novo*, es decir, que puede producir el colesterol a partir de otras sustancias muy diferentes, como otras grasas e incluso la glucosa. Los únicos tres procesos *de novo* imprescindibles para el ser humano, en los cuales el cuerpo produce algo a partir de una molécula totalmente diferente, son: el colesterol, la lipogénesis y los ácidos nucleicos (el material genético). Es tan importante, que el 90 % del colesterol lo forma nuestro cuerpo sin necesidad de haberlo comido, por eso el colesterol que se ingiere en las comidas solo influye en un 10 % sobre el colesterol sanguíneo. Un cuerpo sano siempre regula el colesterol de forma perfecta. Ahora bien, lo que no alcanzamos a vislumbrar hoy en día es el nivel de colesterol que necesita el cuerpo para funcionar de forma correcta. Esto lo resolveremos más adelante. Para responder esta pregunta voy a decir primero cuáles son las funciones del colesterol en el cuerpo.

La principal función del colesterol es estructural. Es, quizás, el componente más importante de cada una de los billones de células del cuerpo, ya que es el precursor de las balsas lipídicas, que son prácticamente las que fijan los receptores proteicos de cada una de las hormonas y de los canales de sodio, potasio y electrolitos. Pero, además, le dan a la célula no solo rigidez sino fluidez.

La segunda función más importante es la formación del cerebro, ya sea de las neuronas, como de la mielina, que es la capa que recubre todos los nervios del cuerpo. Para que tengas una idea, al quitar el agua, el 90 % del cerebro es grasa, el 70 % de todo el sistema nervioso central en seco es mielina y el constituyente más importante de este es el colesterol. Por eso sin colesterol no hay cerebro y mucho menos conducción nerviosa. Como dije en el capítulo anterior, una de las grandes causas de las enfermedades neurológicas degenerativas es la combinación de un exceso de carbohidratos y la carencia de colesterol en nuestra dieta.

La tercera función clave tiene que ver con que el colesterol es el precursor de todas las hormonas sexuales: la progesterona, los estrógenos y la testosterona. Estas son las que no solo definen nuestro sexo, sino la distribución de nuestro cuerpo, la fuerza, la virilidad, la estética y, obviamente, la fertilidad, es decir la capacidad de procrear. Además, es el precursor directo de las hormonas esteroideas como el cortisol y la aldosterona, que rigen nuestro sistema de vigilia, estrés, inflamación y antiinflamación.

Por último, el colesterol, además de ser el precursor de las sales biliares, que son claves para el metabolismo de las grasas, es el precursor de una de las hormonas más importantes del cuerpo, la vitamina D. Esta tiene receptores en el núcleo de todas nuestras células y es vital para el sistema inmune, para así poder luchar contra virus, bacterias y células cancerígenas. También ayuda en el control de la tensión arterial, las cifras de glicemia en sangre y cientos de reacciones enzimáticas fundamentales para la vida.

Entonces, ¿por qué se relaciona el colesterol solo con la molécula que nos va a matar de un infarto, si es tan importante para el buen funcionamiento del organismo? Pues bueno, ese es el resultado de la campaña de marketing médico más exitoso y mentiroso del siglo pasado. En el afán por vendernos productos agrícolas, aceites vegetales y estatinas se llevaron a cabo muchísimos estudios fraudulentos para alejarnos de las grasas saturadas y el colesterol. Sin embargo, desde finales de 1998 se demostró que ni las grasas animales ni el colesterol son los causantes de los infartos.[35] E incluso así, hoy las personas tienen miedo de comer huevos y consumir manteca de cerdo. En cambio, los aceites vegetales son las grasas más vendidas en el mundo e incluso las que patrocinan muchas

35 Sachdeva, A. et al. Lipid levels in patients hospitalized with coronary artery disease: an analysis of 136,905 hospitalizations in Get With The Guidelines. *Am Heart J*. Enero del 2009;157(1):111-117.

agremiaciones médicas. Además, las estatinas están en la lista de los tres fármacos más vendidos en el mundo, después de los medicamentos para la gastritis y los analgésicos como el acetaminofén.

Las estatinas, el tercer fármaco más vendido en el mundo

Las alarmas se prendieron hace poco tiempo cuando una revisión sistemática aleatoria de estudios, lo que se conoce como metanálisis, llevado a cabo en el 2022 por la Fundación Cochrane y publicado en una de las revistas más prestigiosas del mundo, JAMA Internal Medicine,[36] concluyó que la reducción del colesterol LDL con medicamentos como las estatinas en pacientes sanos que solo muestran niveles de colesterol altos tiene beneficios modestos sobre la prevención del infarto cardiaco, el infarto cerebral y la mortalidad por cualquier causa. En estos pacientes sanos, que no son hipertensos o diabéticos y no tienen antecedentes de ictus o infarto, no hay relación directa entre la reducción del colesterol con medicamentos y la reducción de mortalidad. Es decir, las estatinas son medicamentos efectivos para bajar el colesterol en la sangre, pero esto no se traduce en beneficios para el paciente a la hora de prevenir infartos o muertes por infartos. Este metanálisis fue hecho por el estamento más serio para realizar revisiones sistemáticas, la Fundación Cochrane, y rompió con un mito que nos habían montado desde hacía más de 50 años y que mostraba el colesterol como un asesino silencioso que nos iba a matar en cualquier momento y no como una molécula imprescindible para el organismo. Por eso hoy

---

36 Byrne, P. *et al*. Evaluating the association between low-density lipoprotein cholesterol reduction and relative and absolute effects of statin treatment. A sistemic review. *JAMA Intern Med*. 1.° de mayo del 2022;182(5):474-481. doi:10.1001/jamainternmed.2022.0134

un tercio de la población adulta está tomando estatinas sin recibir ningún beneficio, pero sí acumulando todos los efectos secundarios no solo del medicamento sino de lo que significa inhibir la producción endógena de colesterol en nuestras células para que puedan cumplir con sus funciones vitales. Ojo, con esto no quiero decir que nadie necesite estatinas; hay pacientes con riesgo cardiovascular que las necesitan porque son diabéticos o hipertensos y no quieren dejar de comer carbohidratos o tienen antecedentes de enfermedad coronaria, enfermedad vascular periférica o enfermedad vascular cerebral, pero la realidad es que solo el 10 % de las personas que toman estatinas las necesitan y que el 90 % restantes se están haciendo daño con este medicamento.

Por otra parte, debe ser un médico quien las prescribe, no alguien que salga *motu proprio* a comprar estatinas para tomárselas porque sí. Pero es importante entender que los médicos también estamos presos en un sistema que desde la universidad nos ha vendido un discurso en dónde nos enseñaron a prescribir medicamentos sin tener en cuenta el real enemigo en cualquier enfermedad o la raíz real del problema. Mi meta es que cada lector de este libro se responsabilice de su cuerpo y de su salud, y aprenda a ser su propio médico al atacar los males desde la raíz: la esencia es sanar y no prolongar una enfermedad con un medicamento que se sabe que no podrá prevenir la muerte. Es muy importante recordar que los medicamentos no fueron hechos para sanar la enfermedad sino enriquecer a los laboratorios mientras la enfermedad se perpetua en los pacientes.

Mi intención no es perpetuar teorías de la conspiración, pero sí es importante que sepas que la estatinas (el tercer fármaco más vendido en el mundo) deja ganancias multimillonarias a las farmacéuticas, y que esta industria no solo patrocina a distintas sociedades médicas, sino que invita a los médicos a congresos repletos de lujo y gasto desenfrenado para impulsar sus medicamentos, y también patrocina la mayoría de las investigaciones y estudios sobre la enfermedad específica para la que desean vender su producto. Entonces, a la hora de la discusión, las farmacéuticas y su poder van a llevarse la delantera, pues habrá 1000 estudios a favor de lo que ellos plantean y solo 50 en contra. Al final, la batalla no se da con argumentos científicos; se trata de una guerra del poder del dinero y los laboratorios, en la cual todos quedamos atrapados en el centro, entre los tiros cruzados, y sin saber qué hacer.

Pero lo que sí te puedo asegurar es que los efectos adversos de las estatinas están bien documentados. El principal son los dolores musculares y es la razón por la cual uno de cada cuatro pacientes suspende la terapia. El segundo, es que la mayoría de los metanálisis muestran un aumento de entre el 9 y el 25 % en la incidencia de diabetes tipo 2. La rosuvastatina, uno de los más vendidos, aumenta el riesgo de diabetes en un 25 %,[37] y por esta la razón la Administración de Alimentos y Medicamentos de Estados Unidos (FDA) lanzó una alerta para evitar el uso del medicamento en diabéticos. El tercero es el riesgo de toxicidad hepática con un aumento de enzimas hepáticas persistentes que puede llegar a afectar hasta al 3 % de los pacientes tratados. Solo en España, de todos los casos de toxicidad hepática severa que suceden al año, el 5,5 % se dan por el uso de estatinas,[38] sin contar otros efectos secundarios como el riesgo de cáncer y

---

37 Álvarez-Jiménez, L. *et al*. Effects of statin therapy on glycemic control and insulin resistance: A systematic review and meta-analysis. *Eur J Pharmacol*. 15 de mayo del 2023;947:175672. doi: 10.1016/j.ejphar.2023.175672. Epub 24 de marzo del 2023. PMID: 36965747.

38 Perdices, E. V. *et al*. Hepatotoxicity associated with statin use: Analysis of the cases included in the Spanish Hepatotoxicity Registry. Rev *Esp Enferm Dig*. Abril del 2014;106(4):246-254. En: https://scielo.isciii.es/scielo.php?pid=S1130-01082014000400003&script=sci_arttext&tlng=es

demencia temprana, y que el 73 % de los pacientes que toman estatinas están en riesgo de presentar un evento coronario agudo, así tengan un colesterol LDL normal.

¿Se puede predecir la posibilidad de morir de un infarto?

Hay factores del estilo de vida, de la alimentación y de la persona que nos pueden ayudar a predecir la posibilidad de un infarto. Lo primero que debes evaluar es el estilo de vida, sobre todo si es antinflamatorio. Esto quiere decir que la persona se levanta temprano, ve los rayos infrarrojos del amanecer, hace conexión a tierra y ejercicio temprano en la mañana, ayuna, tiene una vida alineada con el sol y toma sus rayos ultravioleta, vive tranquilo y feliz, y duerme mínimo 7 horas cada día. Si uno lleva un estilo de vida como ese, ya tiene un 20 % ganado. El otro 80 % dependerá de lo que se lleva a la boca. En este contexto se debe evitar todo aquello que destruye el endotelio e inflama el cuerpo, especialmente todo lo que tenga glucosa y fructosa, y eso quiere decir azúcar blanca, morena, mieles, almidones, granos, cereales, harinas y frutas, y también todo lo que inflama el cuerpo, es decir, la comida procesada, los aceites vegetales y las grasas trans. El objetivo es tener un perímetro de la cintura menor a 98 cm en los hombres y menor a 88 cm en las mujeres, pues eso es lo que predice aumento de grasa visceral, que como ya sabemos es la que produce los mediadores inflamatorios que van a dañar el endotelio. Si esto lo uno a tomar el sol durante 30 minutos y hacer pesas y construir músculo nuevo durante otros 30 minutos al día, viviré para sanar mis arterias.

¿Qué signos y exámenes de laboratorio pueden predecir un infarto?

El más importante son los niveles de triglicéridos. El 80 % de las personas que sufren de un infarto los tienen mayores a 100 mg/dl. También son una alarma las cifras de tensión arterial mayores a 135/85mm Hg. El 75 % de quienes se infartan tienen niveles de colesterol HDL menores a 50 mg/dl, niveles de proteína C reactiva mayores a 0,3 mg/dl, la glicemia en ayunas más alta de 100 mg/dl, la hemoglobina glicosilada mayor a 5,6 % y la vitamina D por debajo de los 50 mg/dl.

¿Entonces cómo debo evaluar los niveles de colesterol total y colesterol LDL?

Aunque toda la investigación de enfermedad cardiovascular esté dirigida al colesterol y a tomar medicamentos para bajar esta molécula, la realidad es que el colesterol no es el malo de la película, sino la victima de tu estilo de vida. Eso no quiere decir que yo esté invitando a que las personas tengan niveles altos de colesterol. Todo lo contrario, los niveles de colesterol deben estar en su justa proporción unidos a un control en el estilo de vida, que es el que realmente mata. Si uno tiene un estilo de vida sano, como lo he explicado a lo largo de todo el libro, hace ejercicio, no come carbohidratos, toma la energía de la grasa y no come comida procesada, tener un nivel de colesterol entre 240 y 300 mg/dl garantiza una vida hermosa, mientras que esté cerca del sol y sin bloqueador. En cambio, si uno tiene un estilo de vida normal, consume alcohol, come frutas, se alimenta con carbohidratos, hace una dieta mediterránea y está alejado del sol y del ejercicio de fuerza, cualquier nivel de colesterol lo va a matar, incluso si está en 200 mg/dl o menos. Porque el daño al endotelio, que es lo que mata, no lo produce el colesterol sino la glucosa. El problema no es el nivel de colesterol, sino el estilo de vida, la inflamación sistémica, los carbohidratos, la comida procesada, el azúcar y los aceites vegetales. Así de simple. Por esa razón las personas se infartan con niveles de colesterol de 150 mg/dl o de 350 mg/dl.

Ahora bien, para mí el límite superior de colesterol está alrededor de los 300 mg/dl, y si está más alto debes hacer todo lo posible por bajarlo, en un principio con medidas no farmacológicas. Estas incluyen: mínimo 30 minutos de ejercicio de fuerza cada día para formar las balsas lipídicas de colesterol en las nuevas células musculares, tomar el sol durante 30 minutos todos los días para formar la vitamina D a partir del exceso de colesterol y alinear los ritmos circadianos con el sol para producir más hormonas esteroideas y sexuales a partir del colesterol. Con estos tres simples secretos, el 90 % de las personas que viven para sanar alejadas de los carbohidratos, logran tener el colesterol total entre 250 y 300 mg/dl. En mi experiencia, habiendo acompañado a más de 20 000 pacientes que han practicado mi método y han vivido para sanar, el 99 % logra tener estos niveles de colesterol. A los que por alguna razón se les sube ese nivel es porque su estilo de vida no es bueno, ya sea porque toman alcohol, no duermen bien, viven estresados, se acuestan tarde, fuman o vapean, etc.

Como puedes ver, el poder de sanar está en las pequeñas buenas decisiones que tomas cada día de tu vida.

Conclusiones

1. El colesterol alto por sí solo no es el causante de un infarto del miocardio. El colesterol es una molécula primordial en nuestro organismo; nuestras células no lo producen para generar infartos sino para darnos vida.

2. El infarto es una enfermedad que inicia en el endotelio por la inflamación que causan los carbohidratos, la glicación de las proteínas y la resistencia a la insulina, que conduce a la hipertensión, la diabetes y el daño vascular.

3. Más del 60 % de los infartos ocurren en pacientes con cifras de colesterol por debajo de 240 y cifras de LDL por debajo de 130 mg/dl.

4. La solución no puede ser recetar estatinas con niveles cada vez más bajos de colesterol a sabiendas de que estas no solo no tienen ningún impacto en la reducción de eventos vasculares cerebrales y miocárdicos en pacientes sanos, sino incluso que pueden ser deletéreas para estas personas.

5. Las estatinas son medicamentos con efectos secundarios muy graves, como aumento de la incidencia de diabetes, riesgo de hepatotoxicidad, cáncer y demencia, sin contar los dolores musculares tan frecuentes que producen.

6. Por esta razón, la terapia con estatinas solo debe estar dirigida a pacientes en riesgo: obesos, hipertensos, diabéticos y con riesgo o antecedentes de enfermedad coronaria e ictus, que no quieran tomar el control de su vida y su alimentación.

7. Aun en estos pacientes que toman estatinas, con estos factores de riesgo, el 73 % puede desarrollar un infarto del miocardio o cerebral, incluso tomando el medicamento de manera regular, lo que nos dice que bajar el colesterol sérico no es lo que va a evitar un infarto.

8. Si queremos atacar el problema endotelial de raíz, y en muchas personas antes de que sea tarde, solo una dieta muy baja en carbohidratos podrá revertir la resistencia a la insulina y en muchos casos revertir la diabetes, bajar de peso, disminuir la grasa visceral, y por ende disminuir la inflamación sistémica, frenar el daño endotelial y frenar —mas no

revertir— la ateroesclerosis. Si a esto le sumamos el ejercicio, en la mayoría de las personas podemos prevenir de manera eficaz la muerte por un infarto del miocardio o cerebral.

9. Las personas que no quieran tomar el control de su vida y de lo que meten a su boca, que no puedan quitar los carbohidratos de su vida, que no decidan bajar de peso y no cambien sus hábitos, no solo están destinadas a tomar medicamentos tipo estatinas sino a morir de ateroesclerosis aun tomando varios medicamentos.

Bibliografía

Álvarez-Jiménez, L. *et al*. Effects of statin therapy on glycemic control and insulin resistance: A systematic review and meta-analysis. *Eur J Pharmacol*. 15 de mayo del 2023;947:175672.

Byrne, P. *et al*. Evaluating the association between low-density lipoprotein cholesterol reduction and relative and absolute effects of statin treatment. A sistemic review. *JAMA Intern Med*. 1.º de mayo del 2022;182(5):474-481.

Perdices, E. V. *et al*. Hepatotoxicity associated with statin use: Analysis of the cases included in the Spanish Hepatotoxicity Registry. *Rev Esp Enferm Dig*. Abril del 2014;106(4):246-254.

Sachdeva, A. *et al*. Lipid levels in patients hospitalized with coronary artery disease: An analysis of 136,905 hospitalizations in Get With The Guidelines. *Am Heart J*. Enero del 2009;157(1):111-117.

Weber, D. D. *et al*. Ketogenic diet in cancer therapy. *Aging* (Albany, NY). 11 de febrero del 2018;10(2):164-165.

CAPÍTULO 4

Diabetes mellitus, la pandemia del siglo XXI

*Nadie se vuelve diabético tipo 2 por cuenta de la herencia de sus
padres o abuelos. Nadie se convierte en resistente a la insulina
por culpa de los genes. La resistencia a la insulina y
la diabetes tipo 2 se producen única y exclusivamente
por lo que metemos a nuestra boca.*

Ana, una actriz latina muy famosa de 32 años que pasaba por el
mejor momento de su carrera, presentó durante su primer embarazo un diagnóstico que tienen casi el 10 % de las embarazadas
y que se llama diabetes gestacional. Ella era una mujer con un
cuerpo hermoso y medidas de reina de belleza, que hacía ejercicio
de 3 a 4 cuatro veces a la semana, pero durante el embarazo llegó
a tener cifras de glicemia mayores de 130 mg/dl.

El diagnóstico le generó angustia, pero su médico la tranquilizó al asegurarle que seis meses después del parto todo regresaría a la normalidad. Para eso le recetó metformina durante el
tiempo que quedara de su gestación y le aseguró que a los seis
meses de nacida su bebé ya no debería tomar nada y podría seguir su vida como siempre. Efectivamente así ocurrió. Tuvo un
parto normal y una bebé con un peso alto (lo que se denomina

macrosomía), pero sana, y durante la lactancia se normalizaron las cifras del azúcar en la sangre, le retiraron el medicamento y su vida siguió como si nada hubiera pasado.

Pero dos años después, en una toma de sangre rutinaria en ayunas, los exámenes de glicemia arrojaron una cifra de 135 mg/dl (lo normal es que esté entre 60 y 99 mg/dl). Para confirmar el resultado le repitieron la toma tres días después, y en efecto seguía igual. Ese mismo día su internista le diagnosticó diabetes mellitus tipo 2, y en esa misma cita le aseguró que no tendría nada de qué preocuparse, que solo debía cuidarse del azúcar, tomar metformina, ir donde el nutricionista y regresar a control médico en tres meses. Dos días después fue donde la nutricionista, que también le aseguró que se trataba de un diagnóstico normal que padecía una de cada 10 personas en el mundo y que mientras controlara el azúcar en la sangre todo estaría bien. Le dejó una dieta estándar para diabéticos, que incluía dos tostadas integrales y una porción de fruta en el desayuno, arroz con arveja y fruta en trozos al almuerzo, otra porción de fruta en la tarde y una arepa de queso en la cena (ver cuadro 1 - Dieta estándar para diabéticos).

Durante los primeros meses sus niveles de glicemia se mantuvieron entre 140 y 180 mg/dl, lo que hizo al médico subir la dosis de metformina a dos tabletas diarias. A pesar de haber doblado la dosis, seis meses después sus cifras de azúcar en la sangre se mantenían igual y sus niveles de hemoglobina glicosilada estaban por encima del 7 %. Esto llevó al internista a prescribir un nuevo medicamento, llamado dapaglifozina, para intentar bajar la hemoglobina glicosilada por debajo de 6,9 % y el azúcar en ayunas por debajo de 150 mg/dl. Mantener baja el azúcar en la sangre se convirtió en una lucha constante para Ana, a pesar de mantener la dieta estricta que le había ordenado la nutricionista.

A diez años del diagnóstico inicial, y a pesar de seguir todas las recomendaciones médicas y tomar dos medicamentos orales y semaglutida inyectada, Ana no lograba bajar sus niveles de glicemia en la sangre. Entonces su médico endocrinólogo tomó la decisión de iniciar tratamiento con insulina y fue entonces cuando comenzó la verdadera calamidad de Ana. Aunque con este tratamiento sus niveles de azúcar se "normalizaron", ella comenzó a padecer los estragos que genera la enfermedad en todo el organismo. En una cena con sus amigos, de un momento a otro, sufrió un desprendimiento de retina que requirió de una cirugía de urgencia para volverla a adherir a su ojo derecho. A pesar de la operación, perdió el 80 % de la visión en ese ojo y fue diagnosticada con retinopatía diabética bilateral, cosa que ameritó una retinopexia preventiva en su ojo izquierdo también.

Haber quedado casi completamente ciega de un ojo ya parecía un panorama terrible, pero no era ni de lejos lo peor que debería padecer Ana por la diabetes. En un examen de rutina después de la cirugía en los ojos, sus niveles de creatinina ya estaban en 3,3 mg/dl. De inmediato fue referida adonde el nefrólogo, quien después de varios exámenes y una ecografía renal la diagnosticó con una insuficiencia renal en fase preterminal. Tan solo tres años después de este diagnóstico ella ya estaba en sesiones de diálisis tres veces por semana —cada una tardaba de 5 a 6 horas, en las que pasaba conectada a una máquina que limpiaba la sangre— y a la espera de trasplante renal. Parecía que la vida de Ana no podía ser más trágica. En esta condición sus niveles de azúcar eran muy fluctuantes y cambiaban de un día para otro, iban de la hipoglicemia severa a la hiperglicemia y era muy difícil tratar de calcular las dosis. A los tres años de estar en diálisis y a la espera de un trasplante de riñón, presentó una necrosis aguda en el pie derecho, algo que se llama enfermedad vascular periférica, y aunque la llevaron de urgencia a cirugía de *bypass* arterial, resultó imposible salvar la pierna y se tomó la decisión, ya sobre la mesa de operaciones, de amputar su pie por debajo de la rodilla. En medio de la cirugía, Ana hizo paro cardiorrespiratorio secundario a un infarto del corazón. A pesar de las maniobras de reanimación exhaustiva, murió ahí mismo. Tenía 55 años y dejó atrás a dos hijos y un esposo que la amaron con pasión cada día de su vida.

Después de vivir la tragedia de Ana me pregunto: ¿Es esta la manera en que acaso deben morir todos los diabéticos? Las estadísticas nos muestran que sí. El 85 % de los diabéticos morirán de ateroesclerosis, ya sea de un infarto agudo del miocardio o cerebral, de enfermedad vascular periférica que los lleve a la amputación, de ateroesclerosis de la arteria renal que los lleve a falla renal o de una trombosis en cualquier otra arteria del cuerpo.

Una verdadera e imparable pandemia

Todas las cifras impresionantes que vas a leer fueron sacadas de la página de la Federación Internacional de Diabetes (IDF),[39] que es la más importante y abarca a más de 260 asociaciones nacionales de diabetes, lo cual provee datos confiables sobre esta enfermedad.

Hoy viven más de 537 millones de personas mayores de 20 años con diabetes tipo 2 en el mundo. Lo inaudito es que en solo los últimos tres años la incidencia de diabetes aumentó un 16 % (74 millones) y se cree que esta cifra va a aumentar en 100 millones adicionales cada 5 a 8 años. Esto quiere decir que más del 10 % de los adultos del planeta viven con diabetes, y que el 12 % de todas las muertes en el mundo cada año se debe a esta

39 https://idf.org/

enfermedad. La diabetes es una enfermedad que mata lentamente. Lo preocupante es que hoy en día hay otros 600 millones de personas con prediabetes, que en el trascurso de los años se van a convertir en diabéticos, o lo que llaman intolerantes a la glucosa. En resumidas cuentas, con 1200 millones de personas en prediabetes y diabetes, una de cada cinco personas en el mundo camina por un sendero lento de enfermedad mortífera sin saberlo. Este es uno de los principales negocios de los sistemas de salud y de las farmacéuticas en el mundo, pues le genera al sistema 966 billones de dólares al año, según la IDF, lo que la convierte en la enfermedad que más ingresos genera. ¿Por qué esto no le importa a nadie? Pues porque es un negocio muy rentable y a nadie le interesa que se sepa que esta enfermedad no solo se puede prevenir, sino que se puede revertir con procesos simples que todos debemos entender.

Todos también creen el mito de que la diabetes es muy poco frecuente en Europa, por ser un continente donde prima la dieta mediterránea. La realidad es que las cifras son prácticamente las mismas que en el resto del mundo. Mientras una de cada 10 personas vive con diabetes en el mundo, una de cada 11 personas tiene esta enfermedad en Europa. Tomemos un solo país como ejemplo: en España la prevalencia de la diabetes ha llegado al 14,8 %, según la Sociedad Española de Diabetes (SED),[40] y afecta a uno de cada siete adultos. Uno de cada tres españoles con diabetes no está diagnosticado y no sabe que sufre la enfermedad. España entró en pandemia en el año 2019 con 4 millones de diabéticos, y en tres años aumentó ese número en un 42 %, por lo que en el 2022 ya tenía 6 millones de diabéticos y todo solo debido a la mala alimentación.

---

40 https://www.sediabetes.org

El otro mito que debemos acabar es que la diabetes solo es por comer azúcar y comida procesada. El azúcar y la comida procesada como el pan y la pizza son glucosa, pero tenemos que entender que la glucosa que no tiene sabor a dulce y que está en alimentos como el arroz, la papa, la yuca, el plátano, el maíz, el trigo, la cebada y los granos contribuye igual que el azúcar simple y refinado para producir diabetes. En últimas, cuando se come azúcar, pan, pizza, arroz, trigo, harinas, maíz, granos y frutas, lo que entra a la sangre es glucosa y al páncreas no le importa saber de dónde viene, o si es simple o compleja, o natural o procesada: él va a desencadenar una respuesta de activación completa de la insulina equivalente a su índice glicémico, que dura tres horas. Entonces, si se comen carbohidratos cinco veces al día, se va a tener la insulina alta en el cuerpo durante 15 de las 24 horas del día. Ahí está la razón por la cual el mundo hoy se está volviendo diabético; así es cómo se ha gestado una pandemia de proporciones catastróficas a nivel mundial, sin que les importe a las organizaciones de salud, sociedades médicas y tampoco a los médicos y los hospitales, que no ponen de manifiesto cuál es la única estrategia definitiva y que puede revertir el proceso, que es dejar de consumir todos los carbohidratos en la vida diaria.

La prueba de que la diabetes se genera por comer glucosa, tanto proveniente de comida procesada como de comida natural, es que en un reporte de la Federación Internacional de Diabetes del año 2002,[41] se revisaron el 70 % de todos los estudios de diabetes tipo 2 en poblaciones indígenas del mundo, y se encontró que el 10 % de los 476 millones de indígenas que viven en 90 países del mundo sufren de diabetes tipo 2, es decir que la cifra es la misma que la de la población general. Muchos te hacen

41 International Diabetes Federation. Diabetes among indigenous peoples, en *IDF Diabetes atlas report*. Bruselas: IDF, 2002.

pensar, porque así lo dicta el negocio, que comer comida natural que proviene de la naturaleza es sanador, cuando hoy sabemos que la comida es sembrada por el hombre y las ganancias van al producto interno de los países. Otro mito es que los países que más comen arroz, como China y Japón, no sufren de diabetes y su salud es mucho mejor. ¡No hay mentira más grande! China, uno de los grandes consumidores de arroz, es el país con más diabéticos en el mundo, con 120 millones de enfermos, es decir, el 11 % de su población; además, el 30 % está en prediabetes. Sin ir más lejos, miremos a México, uno de los grandes consumidores de maíz sobre la Tierra: es el segundo país con más obesidad en el mundo y el 11 % de su población diabética. El maíz es un grano con más de 50 % de glucosa y un índice glicémico mayor del 50 %: básicamente es pura glucosa. Así que dejemos de pensar que la diabetes es una enfermedad que se da por culpa de la comida procesada. Esta es una verdad a medias. La diabetes es una enfermedad que se genera por el mal manejo de la glucosa en la sangre, cualquier tipo de glucosa, sea natural o procesada, simple o compleja. Esta es la base que debes aprender si de verdad quieres vivir sin miedo a una diabetes tipo 2 o si ya la tienes o estás en prediabetes. Solo se puede revertir esta enfermedad al 100 % si dejas lo que te enfermó: la glucosa.

El origen de la diabetes

La diabetes es una compleja enfermedad sistémica que inicia con el aumento de la glucosa en la sangre, lo que se conoce como glicemia. Lo que las personas deben entender es que la diabetes no es una simple enfermedad que da por tener el azúcar alto en sangre. Lo grave de esta enfermedad son las cascadas inflamatorias que suponen vivir con el azúcar y la insulina alta todo el tiempo, que son la combinación perfecta para se genere el principal problema de esta enfermedad: la ateroesclerosis. Eso es lo que complica y mata a estos pacientes. Como te expliqué en el capítulo anterior, la formación de trombos arteriales no se da por comer grasa, sino por los daños al endotelio de las arterias que causa la glicación de proteínas por el exceso de glucosa y la inflamación sistémica, que luego permiten el paso de grasa hacia adentro de la arteria. El conjunto de daños causados en las arterias pequeñas se llama microangiopatía diabética y es lo que daña el riñón, el nervio óptico, la retina, la piel y los nervios (neuropatía). Pero a su vez, el exceso de insulina (hiperinsulinismo o resistencia a la insulina), que ocurre mucho antes de tener el azúcar alto en la sangre y es secundario a comer carbohidratos cinco veces al día, es lo que lleva al daño del endotelio de las arterias grandes, y a esto se llama macroangiopatía. Esta es la responsable de lo que conocemos como enfermedad cardiovascular, o sea infarto del miocardio, infarto cerebral, enfermedad vascular periférica, daño a las carótidas, etc.

El 93 % de la diabetes en el mundo es de tipo 2; esta no es genética y menos hereditaria, es secundaria a una enfermedad que ya te he mencionado y que se llama *resistencia a la insulina*, y es aquí donde inicia toda la cascada de catástrofes. Para recordártelo, nuestras células tienen unos receptores de insulina que funcionan perfecto y que cada vez que esta hormona, que es producida por el páncreas al comer carbohidratos, se pega al receptor, se activa de forma muy sensible y abre las compuertas de la glucosa para que esta entre en la célula, y así —tres horas después de comer— tus niveles de glicemia estén de nuevo normales. Lo primero que debes entender es que cada comida de glucosa activa el páncreas para producir nueva insulina y esta activa el receptor durante aproximadamente tres horas, o sea que es un fenómeno lento y constante, y lo hace en la mayoría de las células de nuestro cuerpo. Pero ¿qué pasa si se come carbohidratos tres, cuatro o cinco veces al día durante 10, 20, o 30 años seguidos? No necesitamos ser científicos para saber que esto supone que la insulina se esté pegando al receptor de la célula durante 10 a 15 horas al día, y esto durante décadas. Entonces, más temprano que tarde, el receptor se empieza a cansar y ya no responde a la insulina de manera eficaz. Eso es lo que se llama resistencia a la insulina. Así, el receptor, cansado de funcionar adecuadamente, necesitará que el páncreas le dispare cinco o hasta diez veces más insulina para poder realizar la misma acción, que es procesar la glucosa que comes. En este momento, aún se tienen niveles de glucosa normales en la sangre, pero el cuerpo ahora tiene niveles de insulina multiplicados por cinco y se genera un hiperinsulinismo. Este empieza a dar señales de que las cosas andan mal.

La primera señal es que como la insulina es la hormona encargada de unir los ácidos grasos para formar triglicéridos, el cuerpo comienza a acumular grasa y se pueden subir entre dos y cinco kilos de peso cada año. Los niveles de triglicéridos en la sangre también aumentan por encima de 100 mg/dl. La segunda señal es la adicción a los carbohidratos. Esa indica que la persona necesita ingerirlos cada tres horas y mínimo cuatro veces al día para sentir que tiene energía. La tercera señal es que después de caminar, hacer ejercicio o dejar de comer durante más de 6 horas, aparecen señales de hipoglicemia, como mareo, frío en la extremidades, palpitaciones y dolor de cabeza, que solo mejoran al ingerir algo dulce. Todos estos son síntomas de una intolerancia a los carbohidratos, que es consecuencia de la resistencia a la insulina y el paso previo a que una persona pase a ser prediabética y luego diabética. Es por esta razón que la hipoglicemia que mejora con un dulce es sinónimo de resistencia a la insulina y se considera una prediabetes, que mejora de raíz al hacer lo contrario: dejar todos los carbohidratos. Hoy se considera que una cifra normal de azúcar en la sangre es de entre 60 y 100 mg/dl. Luego, convertirte en diabético parece solo un juego de números. Unos llaman prediabetes las cifras de glicemia en ayunas entre 100 y 125 mg/dl, o hemoglobina glicosilada entre 5,7 y 6,3 %, y diabetes la glicemia por encima de 126 mg/dl o la hemoglobina glicosilada por encima de 6,4 %. Pero lo cierto es que cuando los niveles de azúcar en sangre y en ayunas están por encima de 100 y la hemoglobina glicosilada está por encima de 5,7 %, eso quiere decir que llevas 20 años comiendo carbohidratos en exceso y mínimo 10 años de hiperinsulinismo, es decir, que ya tienes una enfermedad metabólica severa. Por esta razón una glicemia normal en ayunas no predice nada, pero una glicemia por encima de 100 mg/dl sí indica el comienzo de la debacle de la salud.

El problema está en los 20 a 30 años anteriores a que aparezcan esas cifras en los exámenes, cuando estás comiendo carbohidratos en exceso y el hiperinsulinismo comienza a formar ateroesclerosis. Pero todo eso ya lo expliqué cuando hablé acerca de los infartos. Ahora bien, quiero que comprendas que debes tomar acción rápido, porque el azúcar por encima de 100mg/dl en sangre ya es una sentencia de muerte, así estes tomando medicamentos para mantener el azúcar normal. El 30 % de los diabéticos van a morir antes de los 70 años y otro 30 % entre los 70 y los 80, y el 86 % de ellos lo van a hacer de las mismas causas: infarto del corazón, infarto del cerebro, trombos en los pulmones, insuficiencia renal, enfermedad vascular periférica y cáncer.

La diabetes es una pandemia que a nadie le importa, pero que en realidad es la enfermedad más temible y mortal sobre la faz de la Tierra. Después de más de 100 años de haber descubierto la insulina, la estrategia sigue siendo la misma: lavar la mente de los médicos y profesionales de la nutrición desde la universidad para nunca hablar de reversión o curación, no reconocer el único origen de la diabetes y vendernos el cuento de que la diabetes tipo 2 es una enfermedad 50 % genética, de origen multifactorial, sin causa fija, que aparece de la nada y que solo puede modularse con medicamentos. Ningún médico durante los 7 años de carrera ve más de 8 horas de nutrición, y los que estudian nutrición nunca se preocupan por el origen de la enfermedad, sino por los planes alimenticios que ya están estipulados y deben aprender de memoria, o que ya aparecen en un programa de computador al poner en una casilla la palabra "diabetes". No es un secreto: todos los programas de Medicina del mundo se basan en recetar medicamentos para corregir números ficticios en la sangre, pero nunca para curar el problema de raíz, porque las compañías farmacéuticas, los empresarios grandes y poderosos, crearon los pénsums actuales de las universidades. Y estos van a seguir vigentes hasta que el 100 % de la población mundial esté enferma, y eso va a ocurrir en los próximos 50 años. Solo entonces tendremos que hacer un alto en el camino, retroceder 2500 años y aprender del padre olvidado de la medicina, Hipócrates, que de forma sabia nos dijo: *Si de verdad quieres sanarte, debes estar dispuesto a dejar lo que te enfermó.*

Como lograr la reversión de la diabetes

Ya he explicado todo acerca de esta enfermedad. La diabetes es una enfermedad causada por el aumento de la glucosa en la sangre. El principal determinante de la glucosa, o mal llamada azúcar, alta en sangre son los carbohidratos de la dieta. Se considera un carbohidrato a aquel alimento que cuando se le quita su peso en agua tiene una molécula constituida en más del 50 %

por glucosa, fructosa o galactosa. Pero lo que aumenta la glicemia es específicamente la glucosa. El problema es que, al quitar el peso en agua, no solo el azúcar, sino las harinas, ya sean de trigo o cebada; los cereales, como la avena, el arroz y el maíz; los granos, como arvejas, lentejas y frijoles; las raíces, los tubérculos como la papa y la yuca; algunas verduras que crecen debajo de la tierra, de las cuales se extrae azúcar, como la zanahoria y la remolacha, y obviamente las frutas, que saben a dulce (esto excluye al limón, al tomate y al aguacate), son alimentos naturales que tienen la misma responsabilidad del azúcar en la génesis y la progresión de esta enfermedad.

A pesar de quitarles el azúcar y la comida procesada, de manera equivocada los médicos y los profesionales de la nutrición les permiten a los diabéticos seguir consumiendo glucosa de las harinas integrales, los granos, el arroz integral, la avena y las frutas. Esto no solo perpetúa la enfermedad, sino que hace que deban consumir más medicamentos y al final van a terminar muriendo de ateroesclerosis por no quitar aquello que los enfermó, que es la glucosa, en cualquiera de sus presentaciones. Es como querer quitarle a un paciente la adicción a la heroína, cambiándole la droga por cocaína. Igual va a terminar muriendo por su adicción.

Esto representaría un cambio de toda la economía mundial, porque el 20 % del producto interno bruto de las grandes potencias viene de la agricultura, de los hospitales que viven de los diabéticos, de los médicos que viven de los enfermos, de las farmacéuticas que viven de la venta de los medicamentos. La filosofía de la medicina moderna está orientada a la formulación de medicamentos para mantener la enfermedad con los números controlados, pero nunca para curar o revertir la situación. Debemos reconocer, y lo digo como médico especialista que soy y que se movió dentro de ese sistema mafioso durante más de

30 años, que las revistas médicas, las sociedades médicas, las organizaciones de salud, las universidades y las facultades de Medicina, las publicaciones científicas, los congresos y los eventos médicos (donde más del 50 % de los médicos reciben patrocinio de farmacéuticas para asistir) están todos permeados y subvencionados por los dueños del negocio: los laboratorios farmacéuticos. Además, estos le pagan a la mayoría de los grandes líderes mundiales de la medicina y los grandes investigadores para que hablen de sus productos dentro de esos congresos. Lo traigo a colación, porque nunca seremos capaces de lograr la reversión de la diabetes de arriba abajo, o sea desde las autoridades médicas o de nutrición, sino educando a las personas y haciendo una revolución de abajo hacia arriba. Que seamos entonces las personas que nos sanamos al dejar los carbohidratos las encargadas de obligar este cambio de la estructura, no solo de la pirámide alimenticia, sino de la forma como se mueven los negocios del mundo, que no tiene en cuenta la enfermedad de las personas.

Esta visión de la salud, que es simple y lógica, también tiene respaldo científico, que no ha sido avalado por obvias razones. En el año 2008, el médico internista y experto en obesidad Eric Westman publicó un artículo en donde comparó dietas bajas en calorías con dietas cetogénicas estrictas, con consumo de menos de 20 gramos de carbohidratos al día para el manejo de diabéticos tipo 2.[42] A los seis meses de seguimiento, el 95,2 % de los pacientes lograron reducir o eliminar completamente la medicación para la diabetes, mientras bajaron en promedio más de 11 kilogramos. Estas cifras estuvieron muy por encima de las de

42 Westman, E. C. *et al*. The effect of a low-carbohydrate, ketogenic diet versus a low-glycemic index diet on glycemic control in type 2 diabetes mellitus. *Nutr Metab* (Londres). 19 de diciembre del 2008;19(5):36. doi: 10.1186/1743-7075-5-36. PMID: 19099585; PMCID: PMC2633336.

los pacientes que hicieron dietas restrictivas, en las que comieron menos de 500 calorías al día.

Hoy en día más del 90 % de los pacientes con el manejo convencional requieren no solo aumentar la dosis de medicamentos, sino asociar nuevos medicamentos al tratamiento. Entonces, si hay una terapia que en más del 92 % de los pacientes disminuye e incluso elimina los medicamentos, es increíble que la mayoría de especialistas no recomienden esta opción entre sus opciones terapéuticas. Fue un gran logro cuando la prestigiosa revista *American Journal of Clinical Nutrition* publicó un artículo en el año 2013[43] en donde por fin aceptó que las dietas bajas en carbohidratos y de índice glicémico bajo, como la cetogénica, están asociadas a la reducción del riesgo de enfermedades crónicas como la diabetes y el infarto del miocardio. Pero la conclusión final es lo más impresionante y lo hemos mencionado siempre: la glucosa después de comer (o posprandial) es el mecanismo universal para la progresión de la enfermedad hacia la muerte o hacia la curación. Esto quiere decir que de nada vale tener la glicemia por debajo de 100 en ayunas, si la vas a tener por encima de 100 o 120 mg/dl después de comer, y ahí radica la diferencia básica al decidir revertir esta enfermedad. A los médicos y nutricionistas solo les importa la glicemia en ayunas. Pero, aunque esta esté perfecta, tú puedes estar manejando directo al abismo de la diabetes. En cambio, si tu controlas tu glicemia 1 o 2 horas después de ingerir alimentos, y logras que no se te aumente de 100 o 120 mg/dl, es imposible desarrollar una diabetes. Lograr esto implica dejar casi todos los carbohidratos

43 Barclay, A. W. *et al.* (2013). Glycemic index, glycemic load, and chronic disease risk — A meta-analysis of observational studies. *Am J Clin Nutr.* Marzo del 2008;87(3):627-637. doi: 10.1093/ajcn/87.3.627. PMID: 18326601.

y comer menos de 20 o 25 gramos de carbohidratos de bajo índice glicémico al día.

Un estudio realizado en el 2019 en diabéticos tipo 2 y con seguimiento de una dieta estricta con menos de 30 gramos de carbohidrato al día por más de 2 años encontró que el 67 % de los pacientes dejaron toda la medicación para la diabetes.[44] Aquí está la base de la reversión de esta enfermedad.

Conclusiones

La diabetes es una enfermedad que hoy tiene un origen perfectamente definido y cuando el origen está definido la solución es fácil de instaurar. La diabetes tipo 2 la construye cada persona a lo largo de décadas a partir de los carbohidratos que mete a su boca. La manera de evitar esta enfermedad es disminuir los carbohidratos de la dieta a lo mínimo, y estos, principalmente las verduras verdes, deben tener un bajo índice glicémico para evitar que el azúcar en la sangre aumente por encima de 100 a 120 mg/dl después de comer.

Para revertir la enfermedad, igual, se debe estar dispuesto a dejar lo que la generó. Al alimentarse para sanar, haciendo una dieta Keto perfecta como un estilo de vida, del 60 al 97 % de los pacientes lograrán parar el daño de la enfermedad, en muchos casos revertirla y además dejar de tomar la medicación. Este proceso se debe hacer siempre acompañado por un médico, que esté pendiente del progreso de la enfermedad, de los resultados de los exámenes y de cuándo comenzar a bajar las dosis

44 Athinarayanan, S. J. Adams, R. N., Hallberg, S. J. *et al.* Long-term effects of a novel continuous remote care intervention including nutritional ketosis for the management of type 2 diabetes: A 2-year non-randomized clinical trial. *Front Endocrinol* (Lausana). 5 de junio del 2019;10(348). doi: 10.3389/fendo.2019.00348. PMID: 31231311; PMCID: PMC6561315.

de los medicamentos de manera lenta y progresiva, hasta que en el lapso de 6 meses a 2 años la persona pueda estar libre de píldoras e inyecciones.

Cuadro 1.
Dieta estándar de nutrición para diabéticos tipo 2 en el mundo

7:00-8:00 DESAYUNO	12:00-1:00 ALMUERZO	7:00-8:00 COMIDA
— Aromática 1 pocillo — Tostada — 1 plato de caldo de pollo sin papa — Fruta en porción o entera	— Arroz con arveja 5 cdas — Carne molida 125 g — Guiso de calabaza 1 porción — Ensalada 1 porción — Fruta en trozos o entera — Aromática sin dulce	— Avena 1 vaso — Tomate en rodajas — Pechuga a la plancha 100 g
— Aromática — Tostadas 2 und — Consomé de pechuga — Queso 1 tajada — Fruta en porción	— Pastas ½ pocillo — Pollo guisado 1 pierna pernil — Ensalada 1 porción — Aguacate 1 tajada — Fruta en porción	— Limonada sin dulce 1 vaso — Arepa asada 1 und — Carne desmechada 100 g
— Avena en leche sin dulce — Changua con clara de huevo — Fruta en porción o entera	— Yuca al vapor 1 astilla — Trucha al horno 140 g — Ensalada 1 porción — Frijol fresco 1 pocillo — Fruta en porción	— Aromática sin dulce — Pollo sudado 1 muslo — Papa criolla al vapor 3 und — Guiso de ahuyama 5 cdas

Bibliografía

Athinarayanan, S. J. *et al.* _ong-term effects of a novel continuous remote care intervention including ¬utritional ketosis for the management of type 2 diabetes: A 2-year non-ran¬omized clinical trial. *Front Endocrinol* (Lausana). 5 de junio del 2019;10(34£).

Barclay, A. W. *et al.* (2013). Glycemic index, glycemic load, and chronic disease risk - A meta-analysis of observational studies. *Am J Clin Nutr*. Marzo del 2008;87(3):627-637.

Westman, E. C. *et al.* The ±ffect of a low-carbohydrate, ketogenic diet versus a low-glycemic index di±t on glycemic control in type 2 diabetes mellitus. *Nutr Metab* (Londres). 19 c± diciembre del 2008;19(5):36.

CAPÍTULO 5

La obesidad va más allá de un simple problema estético

La obesidad es una enfermedad, independiente de cómo sea percibida desde la mirada estética. Al interior del cuerpo, órganos como el corazón, el hígado y las vísceras están tan repletos de grasa que van a explotar en enfermedad. La obesidad es el factor de riesgo asociado más prevalente para enfermar y morir de cualquier dolencia, incluso de cáncer.

Diana pesó 4500 gramos al nacer en el año 1990 en un hospital de los Estados Unidos. Es decir, nació macrosómica (con un peso mayor al normal para un recién nacido). Seis horas después del parto presentó hipoglicemias severas y fue llevada a la UCI neonatal a una incubadora en donde se le puso una sonda nasogástrica que la alimentó con rapidez con leche materna, pues no lograba succionar. Cuatro días después fue entregada en perfectas condiciones a sus padres. Ella era hija de padres obesos. Carlos, su papá, pesaba 120 kilos y era hipertenso y diabético. Ángela, su mamá, era una mujer de 36 años con 140 kilos de peso y también hipertensa, que presentó una diabetes gestacional. Muchos pensarán que la hija, por venir de esos padres, heredó la obesidad, pero eso no sucede así. La macrosomía fetal se da por el paso de un exceso de glucosa y de insulina por el cordón umbilical de la madre al bebé, y eso hace que este acumule grasa desde que está en el útero. Ángela, la mamá, no nació obesa. Ella se hizo obesa entre los 20 y los 36 años por comer carbohidratos en exceso. Construyó su obesidad día a día. Su esposo, Carlos, era un jugador profesional de fútbol americano y se desempeñaba como *quarterback* o mariscal de campo; era alto, flaco y espigado. Después de retirarse no volvió a hacer deporte (esto les pasa a muchos jugadores profesionales) y comenzó a comer para engordar y enfermar. No hay peor ambiente y futuro para un hijo que nacer en una familia de obesos y enfermos, porque a pesar de que la obesidad no se hereda, la forma de comer sí se aprende de los padres. Pues bueno, Diana comía lo mismo de sus padres. En su casa siempre había granos, harinas, arroz, mucho maíz, arepas, frutas, jugos de fruta y, los fines de semana, pizza, gaseosas, perros, hamburguesas. Era una familia hermosa, que comía unida y engordaba unida.

A los 16 años, Diana ya pesaba 90 kg. Al año, después de un análisis de sangre de rutina, fue diagnosticada con diabetes tipo 2, con cifras de glicemia en ayunas mayores de 200 mg. ¿Acaso Diana heredó la diabetes de sus padres? La diabetes no es una enfermedad que se herede, lo que se aprende son los hábitos de vida y de comer de los padres, específicamente la adicción a la comida.

Así, con apenas 17 años, Diana era una jovencita obesa y enferma, que ahora ingería dos medicamentos para el control de su enfermedad y no lograba tomar el control de su vida. A los 24 años se graduó como programadora de computadores y por lo tanto pasaba horas y horas trabajando frente a una pantalla. Su vida se limitaba a comer, trabajar y dormir.

A los 27 años ya pesaba 120 kg y en el trabajo presentó una molestia en el pecho que se le irradiaba al brazo izquierdo, con sensación de opresión severa. Sus compañeros llamaron al 911, llegó la ambulancia y, en vista de la intensidad del dolor, la trasladaron al hospital. En la ambulancia hizo un paro cardiaco secundario a una arritmia caótica, llamada fibrilación ventricular, y que requirió desfibrilación. Al llegar al hospital, pasó directamente a la sala de hemodinamia, donde le realizaron un cateterismo cardiaco y encontraron una obstrucción del 100 % en la arteria principal del corazón, la coronaria izquierda. Acto seguido le hicieron una dilatación de la arteria con balón (angioplastia) y le dejaron un *stent* para que la arteria no volviera a obstruirse. Después de 15 días en el hospital le dieron salida con diagnóstico de infarto del miocardio con apenas 27 años.

A partir de ese momento decidió dejar la comida procesada y el azúcar, y comenzar a caminar a diario, pero siguió consumiendo otros carbohidratos. Comía bajo en todo: en azúcar, en grasas y en calorías, y esto la deprimió mucho al punto de que no fue capaz de mantener ese tipo de alimentación, porque no tenía energía. Seis meses después volvió a su vida normal e intentó todo para bajar de peso: inyecciones de semaglutida y otros remedios mágicos, pero ninguna dieta le funcionaba. Tampoco decidió dejar todos los carbohidratos y comer para sanar.

A los 34 años comenzó a presentar un sangrado vaginal profuso que le duró más de 15 días, y el ginecólogo decidió hacerle un legrado y una biopsia del endometrio, y evidenció un cáncer de útero muy avanzado. Al hacer los estudios de extensión se descubrió que ya tenía metástasis hepática, en la vejiga y en el peritoneo. Empezó un tratamiento de quimioterapia agresiva, pero el cáncer fue más fuerte y nuestra querida Diana murió a los 35 años.

Esta es la triste realidad de un obeso: solo vive para enfermar y morir. La obesidad es una enfermedad sistémica e inflamatoria que puede ser caldo de cultivo para cualquier otra dolencia seria. Es un mal que comienza por la boca y es por ahí mismo por donde la podemos revertir. Solo se necesita un buen plan y un paciente comprometido con su salud, disciplinado y que se acostumbre a tomar pequeñas decisiones novedosas cada día de su vida.

La obesidad la inician nuestros padres, pero la continuamos nosotros. Por eso es importante educar a los padres, para que ellos comiencen a comer para sanar y den ejemplo a sus hijos desde que nacen. Padres obesos es igual a hijos obesos. En cambio, los padres sanos tienen más probabilidad de tener hijos sanos. Pero no tiene que ver con la genética, sino con el estilo de vida, bueno o malo, que comparten en familia.

¿Por qué el sobrepeso es una enfermedad?

Nuestro cuerpo está preparado en su composición corporal para albergar grasa como la principal fuente de energía para nuestras células. Estudiemos la composición corporal entonces. El 65 % de todo el peso del cuerpo es agua; de este, el 60 % se encuentra dentro de las células, ya sea musculares, cerebrales o incluso óseas. Nuestro cuerpo principalmente es agua, más específicamente, agua con sal. El 20 % del cuerpo es grasa, que es el segundo elemento más importante dentro de la estructura humana después del agua. El tercer componente son las proteínas, el 18%, y solo del 2 al 3 % son carbohidratos en forma de glicoproteínas. Quiero que entiendas de una vez por todas que a nuestro cuerpo no le gustan los carbohidratos que sobrepasen el 2 %, por eso en todo nuestro torrente sanguíneo solo hay tres gramos de azúcar y las reservas máximas de glucosa en el hígado y en los músculos son apenas de 800 gramos. Cuando comparas los 15 kilogramos de grasa que tiene en su cuerpo una persona sana de 70 kilos de peso, con los 1,4 kilos que puede tener de glucosa, entiendes la magnitud de las mentiras que nos han dicho y de la importancia de las grasas en tu vida.

Hay que romper el mito que más le ha hecho daño a la humanidad, que nos tiene obesos y enfermos, y es que el sustrato energético más importante para el cuerpo son los carbohidratos. La sangre de todo el cuerpo tiene solo 80mg/dl de glucosa, eso supone 0,8 gramos por litro y una persona tiene en promedio tres litros de sangre. Entonces, en total, hay unos ínfimos 3,2 gramos de glucosa en toda la sangre. Eso es media cucharita pequeña, pero tú quieres consumir 200 gramos de carbohidratos al día. Muchos me pueden contestar que mis músculos y mi hígado pueden guardar entre 600 y 800 gramos adicionales en forma de glucógeno, pero al comer tantos carbohidratos en 4 días se llenaría todo ese cupo. Y tal cual, el 99 % de las personas del mundo viven con el glucógeno lleno y rebosado. ¿Qué pasa si sigo comiendo carbohidratos después del día 4 con el glucógeno lleno? La respuesta está en la enfermedad. Al cuerpo no le gusta el azúcar, le parece tóxica, inflamatoria, lo enferma y lo llena de radicales libres. Es entonces que sucede la magia: tu cuerpo va a convertir todo el carbohidrato que comas en grasa, sí, en grasa, a partir de un proceso hermoso que se denomina lipogénesis *de novo*. El cuerpo hace eso porque le gusta la grasa y la puede usar para múltiples funciones, pero, principalmente, porque ese es su sustrato energético favorito. Además, el cuerpo puede almacenar esa grasa para usarla después. La grasa se almacena con un solo propósito: ser usada después. Para el cuerpo es muy fácil acceder a ella al tenerla disponible; por esa razón el órgano más importante, el cerebro, es grasa, y el principal sustrato energético del corazón también lo es. Pero hay tres problemas. El primero es que la célula grasa tiene una vida media de 8 años y si no se usa antes se

necrosa y te mata. El segundo, el tejido graso tiene muy pocos vasos sanguíneos y si crece mucho y se vuelve voluminoso, dejan de
recibir flujo sanguíneo y se necrosa también, se infarta, libera radicales libres que también enferman y matan. Y tercero, si comes
carbohidratos, el cuerpo nunca va a usar las grasas como energía
y solo seguirá acumulándola, y después de 8 años va a enfermar.

Muchos me dirían: "¿Si ve, Doctor Bayter? Mi cuerpo prefie-
re el azúcar como energía". Lo que no entienden es que nuestro
cuerpo no está regido ni por números ni por necesidades energéticas, sino por hormonas, y hay leyes bioquímicas que es importante conocer. La primera es que, si quieres almacenar grasa,
o sea convertirte en acumulador de grasa, ya sea porque quie-
ras engordar o guardar grasa o porque vas a viajar al desierto
del Sahara sin comida durante 40 días, es obligatorio activar la
insulina, y esto inactiva o disminuye el glucagón, que es la hormona contrarreguladora. La segunda, si quieres utilizar tu grasa corporal como energía debes subir una hormona que se llama
glucagón y esto solo se puede hacer cuando bajas los niveles de
insulina. Es decir, acumular grasa es igual a tener la insulina alta,
mientras que quemar tu grasa corporal es igual a tener la insulina
baja y el glucagón alto. La única forma que existe en el universo
para engordar —por ley de la bioquímica— es activar la insulina, y es ahí donde entran los carbohidratos, porque el principal
y casi único activador de la insulina es ese, cualquiera que sea:
azúcar, harinas, granos, cereales, tubérculos, semillas o frutas.
No nos engordamos por comer más calorías o por comer más,
nos engordamos porque activamos la insulina. Es por esa razón
que las personas que comen grasa, que no activan la insulina y
dejan de comer carbohidratos, así coman 3000 o 4000 calorías
diarias de grasas y proteínas, siempre van a bajar de peso. No me
lo inventé yo, es una ley bioquímica y hormonal de tu cuerpo. El

problema de la obesidad tiene una simple y única solución: dejar todos los carbohidratos y dejar de activar la insulina, para que su hormona contrarreguladora, el glucagón, comience a sacar los triglicéridos de mis gordos para usarlos como energía. La buena noticia es que este camino es 100 % efectivo. La mala noticia es que me toca dejar de comer lo que me gusta. Eso es lo que llamo comer para sanar, o sea para mantener las hormonas perfectas y en consecuencia bajar de peso. Así de fácil y todo el combo completo —salud, energía y bajar de peso— en una sola ecuación. Tú decides.

Cómo saber si estoy en sobrepeso y obesidad

El sobrepeso y la obesidad son una acumulación excesiva de grasa, y esto siempre será perjudicial para la salud por las consecuencias que trae. El problema es que esa acumulación excesiva de grasa también se da en personas con un peso normal o incluso delgadas, y es lo que llamamos obesos con cuerpo de flaco, pero estas personas igualmente terminan enfermándose. Por esto tenemos que ir mucho más allá que solo la división del peso sobre la talla al cuadrado, que es lo que llaman el índice de masa corporal (IMC), porque incluso muchas personas muy musculosas y con poca grasa corporal pueden tener el índice de masa corporal alto, mayor a 25, pero su nivel de grasa corporal puede estar en rangos normales o incluso bajos. Entonces vamos a tener en cuenta varios criterios.

1. El índice de masa corporal de una persona debe estar entre 18,5 y 24,9 kg/m^2.
2. La medida de la cintura, a nivel del ombligo, debe ser menor de 88 centímetros en mujeres y 98 centímetros en hombres.

Esto me predice el aumento de la grasa más dañina del cuerpo, la grasa visceral.

3. El porcentaje de grasa corporal total ideal en mujeres debe estar por debajo del 25 % y en hombres por debajo del 20 %.

4. El porcentaje de grasa visceral ideal para hombres y mujeres debe estar por debajo del 8 %.

Estas son las medidas ideales para predecir si hay o no exceso de grasa corporal inflamatoria. Pero una cosa es el exceso de grasa causante de enfermedad metabólica crónica y otra muy diferente es la comida que te metes a la boca y que te enferma, como la comida procesada y los carbohidratos. Entonces, así tengas todas las medidas corporales perfectas, lo que manda en el proceso de enfermedad aguda o crónica es lo que comes. Por esta razón, el 30 % de las personas que entran a una unidad de cuidados intensivos enfermos de gravedad tienen peso normal. Al final, lo que tienen en común los obesos y las personas con peso normal que se enferman es que el porcentaje de grasa visceral está por encima del 9 % y se alimentan con carbohidratos y comida procesada.

Problemas de ser obeso

Desde el punto de vista metabólico, todos los obesos son enfermos, pues han dedicado su vida a activar la insulina de forma crónica y constante. Resistencia a la insulina y mediadores inflamatorios derivados de la grasa visceral son los desencadenantes del daño endotelial, que es donde se inicia la mayoría de enfermedades. Por esta razón, el 100 % de los obesos tienen inflamación crónica y resistencia a la insulina, el 70 % son o van a ser hipertensos, el 40 % son o van a ser diabéticos, el 60 % van a morir de infarto del miocardio o cerebral, y uno de cada cinco tendrá alzhéimer después de los 70 años.[45] Esto sin contar que más del 60 % de las personas con cáncer son obesas. Según fuentes del Centro para el Control y Prevención de Enfermedades de los Estados Unidos (CDC), la obesidad y el sobrepeso son los principales factores de riesgo para 13 tipos diferentes de cáncer, como el de esófago, el de mama, el de colon, el de vesícula, el de útero, el de estómago, el de riñón, el de hígado, el de ovario, el de páncreas, el meningioma y el mieloma múltiple, que son algunos de los más frecuentes y letales. Solo en Estados Unidos cada año se dan 684 000 casos nuevos de cáncer asociados a obesidad.[46] A mayor peso, mayor probabilidad de cáncer; si hay sobrepeso en la persona enferma, mayor será la probabilidad de que no responda al tratamiento y muera.

Esta es la triste realidad de un obeso. Si no decide tomar el control de su vida y de su alimentación, su único destino será la enfermedad y la muerte, sin contar las enfermedades "menores" propias del sobrepeso, como la artrosis, las fracturas, la osteoporosis, la gastritis, el hipotiroidismo, los trastornos de fertilidad, los trastornos hormonales, las enfermedades autoinmunes, la fibromialgia y los trastornos psiquiátricos, como la depresión y la ansiedad. Por eso es que la obesidad es la enfermedad más peligrosa del mundo, porque todos sus caminos solo conducen a enfermedad. De los 60 millones de personas que mueren cada año en el mundo, el 70 % son obesas, o sea, 42 millones.

45 Menéndez E., Delgado, E., Fernández-Vegab, F. *et al.* Prevalencia, diagnóstico, tratamiento y control de la hipertensión arterial en España. Resultados del estudio Di@bet.es. *Rev Esp Cardiol.* 2016;69(6):572-578. En: https://www.revespcardiol.org/es-prevalencia-diagnostico-tratamiento-control-hipertension-articulo-S030089321600035X

46 https://www.cdc.gov/spanish/cancer/obesity/index.htm

El otro gran problema de los obesos —y del que nos dimos cuenta después de la pandemia— es el deterioro del sistema inmune, que les imposibilita luchar contra virus, bacterias y cáncer. Los obesos no solo viven con el sistema inflamatorio activado, y este hace parte del sistema inmune, sino que está demostrado que tienen déficit de células T, células *natural killers* y deterioro de la fagocitosis de los neutrófilos, es decir, que su defensa es muy pobre para luchar contra cualquier patógeno y por esa razón cualquier infección que puede ser leve para la mayoría de las personas puede ser severa e incluso letal para un obeso.[47] Es por ello que más del 75 % de las víctimas fatales del covid fueron obesas.[48]

Incluso, sin ser obeso, después de una carga de glucosa de 100 gramos en pacientes sanos (eso es lo que tiene un plato de pasta, unos pedazos de pizza, un plato de paella o una sopa tipo sancocho colombiano), se disminuye la capacidad de los fagocitos del sistema inmune en un 50 %, una o dos horas después de comer. Entonces, después de comidas copiosas con carbohidratos quedamos con las defensas bajas y somos presas fáciles para las infecciones severas. Está demostrado que la dieta cetogénica y los ayunos tienen un efecto positivo en el aumento de linfocitos T y en la primera línea de defensa contra las infecciones, al aumentar el poder quimiotáctico de los neutrófilos. Alejarte de los carbohidratos, acercarte al sol, aumentar los niveles de vitamina D y bajar de peso son las mejores estrategias para potenciar el sistema inmune.

47 Green, W. D. y M. A. Beck. Obesity altered T cell metabolism and the response to infection. *Curr Opin Immunol*. Junio del 2017;46:1-7. doi: 10.1016/j.coi.2017.03.008. Epub 27 de marzo del 2017. PMID: 28359913; PMCID: PMC5554716.

48 Rubio Herrera, M. A. e I. Bretón Lesmes. Obesity in the COVID era: A global health challenge. *Endocrinol Diabetes Nutr*. Febrero del 2021;68(2):123-129. doi: 10.1016/j.endinu.2020.10.001. Epub 21 de octubre del 2021. PMCID: PMC7577699.

El negocio alrededor de la obesidad, el verdadero problema

La obesidad es el negocio más rentable de la humanidad y de él viven las industrias millonarias de los alimentos y las grandes empresas farmacéuticas. Para poder aumentar del 20 % de sobrepeso y obesidad que existía en los años cincuenta al 65 % de hoy en día, se creó una inmensa campaña de desprestigio hacia los alimentos sanadores y que nos mantenían en nuestro peso ideal, para lanzarnos a comer carbohidratos y comida procesada. Eso volvió millonarias a 10 empresas de alimentos que en la actualidad manejan el 90 % de la comida procesada, nos convirtió en adictos y obesos, triplicó la enfermedad y enriqueció a 20 empresas farmacéuticas que manejan el 90 % de los medicamentos.

Para ello, lo primero fue hacer estudios fraudulentos, con el fin de que la población mundial tuviera miedo a comer los alimentos con los que se ha nutrido durante millones de años de evolución, como las carnes y las grasas saturadas, que hacen parte de la carne animal y de los huevos, por su alto contenido de colesterol. Cuando las personas comenzaron a identificar como malas las grasas animales, las carnes, los quesos y los huevos, los gobiernos crearon la solución a partir de una pirámide alimentaria que indica que el 60 % de nuestra alimentación deben ser los carbohidratos. Las grandes potencias mundiales controlan la agricultura y las grandes empresas controlan la comida procesada que basa sus productos en la materia prima que genera esa industria. Por esta razón, Estados Unidos es el productor número uno de maíz y de soya a nivel mundial, el tercer productor de remolacha azucarera, el cuarto productor de trigo y el décimo productor de arroz. Ese país, solo, es el responsable del 20 % de toda la producción mundial de grandes cereales, y el 20 % de su producto interno bruto depende de esta industria.

La unión de los países productores con los magnates de los alimentos no se hizo esperar porque la base de la comida procesada es precisamente la agricultura. Esta pirámide alimentaria puso en la base a las harinas, las pastas, los granos y los cereales como los alimentos esenciales y que se deben consumir en mayor proporción, y todos nos creímos el cuento, además, porque fue avalada por todas las sociedades médicas y de nutrición y por las grandes organizaciones encargadas de la salud en el mundo. Todos ganaron, menos las personas, que de forma incauta creyeron en estas recomendaciones que daban rienda suelta, no solo al placer de la lengua, sino a la adicción. Ese error lo estamos pagando con una población enferma, obesa y en decadencia, como nunca antes en la historia. Así la unión perfecta es más medicamentos y mejor tecnología, no para darte salud, sino para prolongar la enfermedad. Mientras seas un adicto a los alimentos y necesites medicamentos, que vuelven ricos a todos los actores del negocio, tú perderás salud y dinero.

Los alimentos que más engordan a la humanidad

Ya debemos tener claro que toda la comida procesada y *light* engorda, no solo porque le quitan la grasa y la llenan de carbohidratos, azúcar y aceites vegetales, sino por su gran contenido de químicos. Un solo alimento, incluso aquellos que están dirigidos a los niños, puede tener hasta más de 20 sustancias químicas y colorantes. A la comida procesada le aumentan la palatabilidad para que sea deliciosa, sin importar que no tenga valor nutricional o que genere un aumento de peso. Se trata de una guerra para vender al consumidor un alimento que pueda generar adicción, y así muchas ventas y dividendos. Hoy sabemos que toda la comida que ha sufrido uno o varios procesos de la mano del hombre, para cambiar su estructura y sabor original, son deletéreos. Pero lo que no queremos entender es que muchos alimentos "naturales", pero que han sido sembrados por el hombre y sin cambiar en gran medida su estructura original, son la base de la comida procesada y generan enfermedad para el humano.

Estoy hablando de aquellos alimentos que la industria veterinaria usa para engordar cerdos, vacas y pollos con rapidez al crear en estos animales resistencia a la insulina y que así su grasa corporal, que es deliciosa al paladar humano, crezca a la misma velocidad que sus músculos. Los grandes generadores de obesidad en humanos y animales de granja son el maíz, la soya, la avena, el trigo, los tubérculos y las raíces, como los nabos y la zanahoria.

Mas de la mitad de la producción mundial de maíz va a engordar marranos y ganado vacuno, y esto es porque son carbohidratos con un índice glicémico mayor al 40 y al 50 %. Definitivamente los granos y los cereales, y esto lo sabe la industria cárnica, son los grandes generadores de resistencia a la insulina y obesidad rápida en los animales, y se usan para este fin. El trigo, el arroz, el maíz y la avena son alimentos para crear obesos, pues cada 100 gramos de estos alimentos tienen más 65 gramos de carbohidratos, o sea más de 65 gramos de glucosa no dulce. Casi que es lo mismo que comer azúcar, con una absorción un poco más lenta pero igual de condicionante de enfermedad. Eso es lo que nadie dice y por eso estamos ante una pandemia casi sin salida, porque no hemos sabido reconocer los condicionantes de nuestra enfermedad. Toda la industria de ganado sabe cómo se engorda un cerdo, una vaca y un pollo, pero ningún profesional de la salud sabe por qué se engorda un humano que solo deja el azúcar y la comida procesada. Triste realidad, que nos esconden para perpetuar un negocio que destruye vidas.

Un ejemplo es la avena, un alimento que casi no tiene ningún nutriente, pero que nos han asegurado que es el alimento ideal para el desayuno de los niños, adultos y deportistas. ¿Cómo un cereal que es 66 % carbohidratos puede ser un alimento, cuando tiene un contenido ínfimo de proteínas y vitaminas? Es un alimento barato, que deja altas ganancias a las industrias, pero que engorda animales y humanos en la misma proporción, y nosotros nos comimos el cuento.

El otro ejemplo es el maíz, que nos han dicho que es hermoso y ancestral. La realidad de su producción es que no es un negocio ancestral, es un negocio a gran escala y hoy en día el cereal con mayor producción en el mundo, con un total de 900 millones de toneladas al año. Es el primer cereal del cual se obtuvo la secuencia genética en el año 2008 y por eso este grano es el organismo modelo para la genética y la manipulación genética. Podemos decir que la mayoría del maíz del mundo es un OGM (organismo genéticamente modificado). El 50 % del maíz del mundo lo producen en conjunto entre Estados Unidos y China, y entre el 50 y el 70 % de toda su producción va dirigida a engordar cerdos y vacas, según la FAO.[49] Por esta razón debo decirles con tristeza que los animales más gordos del mundo no comen grasas sino maíz, sorgo, soya, avena y trigo. El maíz es además el cereal que más contribuye al aumento de peso en el mundo después del azúcar, y esto lo saben muy bien los estadounidenses y los mexicanos que son los países con más obesos en el planeta.

---

49 https://es.statista.com/estadisticas/613419/prinicpales-productores-de-maiz-en-el-mundo/

https://nutrinews.com/hasta-un-70-de-la-produccion-de-grano-mundial-se-destinara-a-la-alimentacion-animal/

Conclusiones

Mi interés como médico es que entiendas de una vez por todas por qué hemos normalizado la obesidad y la enfermedad. Son el mayor negocio lícito de la humanidad. A la agricultura solo le interesa aumentar sus hectáreas sembradas de producción. A las empresas de alimentos procesados solo les interesa crear adicción para vender. Las farmacéuticas se lucran de la obesidad y la enfermedad, creadas por la industria de alimentos. Al final, a las juntas directivas lo único que les interesa son las ventas de sus medicamentos sin importar la salud de la gente.

Al final de la cadena se encuentra el obeso enfermo que solo mendiga las migajas de la salud y la paga con su dinero y con su vida. Esta es la triste perspectiva de la obesidad, una enfermedad que los científicos han llamado "multifactorial", solo para que no la entiendas y sigas preso por el sistema.

El origen de la obesidad es uno solo, la resistencia a la insulina derivada de comer cualquier carbohidrato, ya sea natural o artificial, y el que te diga lo contrario es porque solo quiere que perpetúes tu enfermedad. La obesidad solo tiene una salida, solo una: dejar todos los carbohidratos y vencer la resistencia a la insulina. El que te diga que debes dejar la comida procesada, lanzarte a comer tres o cuatro carbohidratos al día y controlar las calorías es porque quiere tu enfermedad. Es triste, pero es la realidad.

Ante tantos profesionales de la salud y la nutrición diciéndote mentiras, solo tienes una salida: ser tu propio médico. La magia sucede cuando las personas son quienes deciden qué meten a su boca. La magia radica en saber decir NO. La mejor decisión de tu vida es decir NO a comer carbohidratos y comenzar a comer la comida que te sana: carne, pollo, pescados, mariscos, huevo, queso, grasas buenas y ensalada. Es sencillo, pero no es fácil. Se requiere una decisión de vida, una convicción férrea y una disciplina de campeones para construir pequeñas buenas decisiones cada día que te lleven en los próximos meses a bajar de peso, mientras reviertes tus enfermedades y ganas vida en abundancia.

Bibliografía

Green, W. D. y M. A. Beck. Obesity altered T cell metabolism and the response to infection. *Curr Opin Immuno*. Junio del 2017;46:1-7.

Menéndez E., Delgado, E., Fernández-Vegab, F. *et al*. Prevalencia, diagnóstico, tratamiento y control de la hipertensión arterial en España. Resultados del estudio Di@bet.es. *Rev Esp Cardiol*. 2016;69(6):572-578.

Rubio Herrera, M. A. e I. Bretón Lesmes. Obesity in the COVID era: A global health challenge. *Endocrinol Diabetes Nutr*. Febrero del 2021;68(2):123-129.

CAPÍTULO 6

Las hormonas

La esencia de la salud está en los correctos movimientos hormonales del cuerpo. Las hormonas son las mensajeras químicas fundamentales para realizar cualquier función, desde el crecimiento, el metabolismo, la sexualidad y la reproducción, hasta los estados de ánimo. O sea, la vida misma.

Carla era una adolescente de 16 años, hermosa, deportista consumada y buena estudiante. Era nadadora de la liga de su escuela en los Estados Unidos, campeona estatal en 200 metros libres y segunda en 100 metros mariposa. Para lograr ese rendimiento entrenaba cuatro horas al día en dos sesiones, la primera sesión de 5:30 a 7:30 a. m. y la segunda sesión de 5:30 a 7:30 p. m. Cuando estaban en semanas precompetencias, añadía una sesión adicional de una hora al mediodía. Solo descansaba los domingos. Su madre había decidido llevarla a esa edad por primera vez al ginecólogo, porque sus menstruaciones a veces coincidían con las competencias y en esos días el rendimiento solía ser menor, debido a los dolores y síntomas tanto premenstruales como durante el periodo. La visita a la especialista era para poder, por un lado, programar los periodos para épocas en las que no interfirieran con su carrera deportiva y también disminuir el malestar y las molestias que le generaba su ciclo menstrual en la vida diaria. Además de esto, quería cuidarse de un embarazo no deseado y llevar una vida sexual activa y tranquila, pues no estaba en sus planes estropear su carrera deportiva y universitaria, pues la beca que había ganado en una prestigiosa universidad privada en los Estados Unidos dependía en un 100 % del rendimiento deportivo más que del académico.

Hija y madre entraron con altas expectativas a la consulta médica y no salieron decepcionadas: la doctora les ofreció sin más preámbulo la pastilla mágica para todo lo que ellas esperaban poder manejar, controlar el ciclo, disminuir los malestares y prevenir un embarazo no deseado: los anticonceptivos orales.

Carla y su mamá no son una excepción. Según un estudio realizado por la Sociedad Española de Contracepción,[50] el 21 % de las mujeres entre los 15 y los 20 años toman anticonceptivos recetados por sus médicos por múltiples causas. Es decir, una de cada cinco adolescentes toma anticonceptivos. Carla salió contenta de la consulta, porque podría dejar atrás los síntomas molestos de la menstruación, retrasar el periodo hasta después de las competencias si ella lo deseaba, mejorar el rendimiento deportivo y sus marcas personales y llevar una vida sexual activa y tranquila. Además, la ginecóloga les aseguró que los efectos secundarios serían mínimos, pues las píldoras actuales tienen dosis muy pequeñas de estrógenos. Entonces, para ellas, este peligroso medicamento dejó de ser tal para convertirse en un suplemento hormonal necesario.

Carla estuvo feliz durante los primeros tres meses con la píldora. Al segundo mes tuvo una competencia justo en el día 28, cuando debía suspender el medicamento para que le llegara la

---

menstruación, pero como le sugirió su ginecóloga, tomó tres pastillas más y retrasó el periodo hasta después de la competencia. Podía manejar su ciclo a su antojo y desde el primer mes desaparecieron los síntomas asociados, como dolor de pelvis, cólicos, dolores de cabeza y sueño. Pero al cuarto mes de estar tomando los anticonceptivos, Carla empezó a perder la motivación por entrenar todos los días y poco a poco comenzó a faltar a los entrenamientos sin una razón de peso, más allá de que se sentía indispuesta, cansada y con sueño. Luego comenzó a presentar alteraciones en el estado de ánimo, pasaba con facilidad de la irritabilidad y el mal genio al llanto inconsolable. Sus padres adujeron estos cambios a la adolescencia, pero la realidad era que la relación con su hija era cada vez era más tensa. Solo un años después, Carla decidió abandonar el deporte y se refugió en sus amigos y en la comida. A los 18 años pasó de ser una adolescente de 53 kilos de peso, deportista y llena de vida, a ser una mujer obesa de 82 kilos, con grandes trastornos de personalidad y estado de ánimo. Comenzó a estudiar Ingeniería Biomédica, pero a mitad de la carrera entró en una depresión severa que no le permitió continuar. Con tan solo 20 años era una mujer obesa, excluida, depresiva y desesperada que intentó quitarse la vida tomando decenas de pastillas que le había recetado su psiquiatra para manejar la depresión que sufría.

Los padres de Carla estaban desesperados ante la situación, sobre todo porque temían que ella volviera a intentar hacerse daño y porque ella confiaba cada vez menos en su psiquiatra, y buscaron una consulta conmigo para ver si podían llegar a la raíz de la enfermedad de su hija. Mi conclusión fue que, al prescribirle anticonceptivos a los 16 años, le habían quitado su ciclo de vida al jugar con el balance natural de sus hormonas femeninas, porque el principal efecto de la píldora no es sobre los ovarios sino sobre el cerebro. Sin dudarlo llamé al psiquiatra de Carla, que es amigo mío, y le compartí mi diagnóstico y también que le iba a retirar de forma abrupta los anticonceptivos, para que él estuviera muy pendiente de los medicamentos antidepresivos y apenas viera la oportunidad comenzara a retirarlos de forma controlada.

Después del tercer mes sin anticonceptivos orales, a Carla le llegó el periodo por primera vez de manera espontánea en 10 años, también recuperó su vida, su felicidad, sus ganas de vivir y de volver a ser alguien, sin necesidad de medicamentos. Un mes después retomó la natación, ya no desde el punto de vista competitivo sino por salud, y comenzó a comer para sanar, o sea, inicio una dieta Keto perfecta. Seis meses después estaba en su peso ideal, dejó de tomar antidepresivos, retomó sus estudios y volvió a tener una buena relación con su familia. Volvió a vivir después de haber perdido 10 años de su vida por culpa de los anticonceptivos.

Esta es la primera historia que no termina en muerte y tiene una razón de ser. Lo que quiero mostrar es que a pesar de que los padres podemos cometer errores con nuestras hijas, es importante que entiendas que el único error que no puedes cometer es permitir que a tu hija le quiten la vida al tomar anticonceptivos orales. Siempre hay otras opciones a tomar un medicamento que daña los mecanismos hormonales de la mujer al 100 %.

¿Dónde se controlan las hormonas femeninas y masculinas?

En plena mitad del cerebro está el diencéfalo y allí se encuentra el hipotálamo, que es un órgano que integra el sistema nervioso con el sistema endocrino, es decir, el sistema de producción hormonal. La mayoría de las hormonas fundamentales para la vida son controladas desde el sistema nervioso. El hipotálamo recoge la información que recibe el cerebro segundo a segundo, como la temperatura externa, la exposición a los rayos lumínicos del sol, los sentimientos que percibimos de aquello que nos rodea, entre muchas cosas más, y envía esta información a otro órgano cercano en la base del cerebro que es la hipófisis, que fabrica la hormona del crecimiento a partir de la información que le manda el hipotálamo. Esta hormona no solo es importante para crecer, sino para gestionar la nutrición y reparación de las células: la prolactina, que activa la producción de leche materna; la tirotropina, que impulsa la producción de hormonas tiroideas, y la corticotropina, que genera la liberación de hormonas esteroideas en la glándula suprarrenal. Activa también las gónadas, los ovarios y los testículos, para la producción de hormonas sexuales en el ciclo menstrual en las mujeres, los impulsos sexuales y las capacidades reproductivas en hombres y mujeres. Asimismo, la hormona antidiurética que maneja el agua y la sal a través del cuerpo y actúa directamente en los riñones, la oxitocina que desencadena el parto y las endorfinas que disminuyen la sensación del dolor. En resumidas cuentas, el cerebro controla la vida y la esencia de la vida, que son nuestras hormonas, y las alinea con nuestros sentimientos y con el sol. Es por esta razón que si las hormonas pierden el balance, en realidad lo que pierde el balance es el cerebro, porque tienen un mecanismo de retroalimentación: el cerebro y los sentimientos gobiernan las hormonas y las hormonas tienen efecto sobre el cerebro y el estado de ánimo. Es lo que se llama un circuito de asa cerrada, en el cual la pérdida de balance en cualquier elemento de la cadena afecta a esta cadena hacia arriba y hacia abajo.

Adicionalmente, la hipófisis genera unas hormonas o segundos mensajeros que controlan la producción hormonal de la glándula tiroides, que son las hormonas tiroideas; la paratiroides, que produce paratohormona y que regula el calcio en la sangre y en los huesos; la glándula suprarrenal, que genera no solo hormonas esteroideas sino catecolaminas, como la adrenalina; la glándula pineal, que segrega melatonina, y las gónadas o aparato sexual: en la mujer, los ovarios, que producen estrógenos y progesterona, y en el hombre, los testículos, que producen testosterona.

Como es un sistema regulado por el cerebro, se le conoce como regulación neuroendocrina y cuenta con un sistema de *feedback* negativo. Eso significa que, al tomar estrógeno en forma de anticonceptivos orales, esas microdosis de la sustancia son captadas de inmediato por el hipotálamo, y al encontrar que en la sangre que llega al cerebro hay exceso de estrógenos, le manda una señal de alerta a la hipófisis para abolir la producción de la hormona foliculoestimulante (FSH) y la hormona luteinizante (LH), que son las que activan la producción de hormonas sexuales en el ovario, que de inmediato deja de producir no solo estrógenos sino también progesterona. Este mecanismo nos cuida de las sobredosis hormonales, que también son peligrosas, pero recuerda que la hipófisis es un órgano que controla muchas glándulas endocrinas al tiempo y que, por su desbalance, se van a tener repercusiones secundarias en la tiroides, la glándula suprarrenal, la glándula paratiroides, la pineal y el páncreas. Por eso las mujeres que toman anticonceptivos, al desbalancear su cerebro, su hipotálamo e hipófisis, rompen la regulación y presentan efectos secundarios importantes como la depresión, la falta de sueño, el hipotiroidismo, la resistencia a la insulina y la descalcificación de sus huesos. De ahí que tantas mujeres al tomar la píldora presenten depresión y cambios abruptos del ánimo.

Las hormonas femeninas y el ciclo menstrual

Las hormonas femeninas se producen gracias a señales cerebrales perfectas, es decir, en su justa medida. En el ciclo menstrual, que dura aproximadamente 28 días, participan los ovarios, las trompas de Falopio y el útero. La reserva ovárica de las mujeres se genera desde que son fetos en el vientre materno y al nacer se trata de aproximadamente 500 ovocitos que se encuentran en los ovarios y que después de la menarquia (primera regla) irán madurando mes a mes hasta convertirse en óvulos y hacer parte del proceso del ciclo menstrual que vivirán las mujeres hasta aproximadamente los 50 años, cuando se acabe esa reserva, termine el ciclo y llegue la menopausia. Este es proceso hermoso que no solo prepara a la mujer para quedar en embarazo, sino que define su cuerpo, sus caracteres sexuales, sus estados de ánimo, y su salud cerebral y corporal. Es un ciclo que denota salud.

El ciclo menstrual, que es guiado por hormonas que se producen en el cerebro, dura en promedio 28 días e inicia con el primer día de la menstruación. El sangrado menstrual se da cuando se desprende el revestimiento interno del útero, llamado endometrio, que ciclo a ciclo, por efecto del estrógeno y la progesterona, se engrosa y se prepara para recibir y alimentar el embrión, que se genera cuando un óvulo es fertilizado. Cuando esto no ocurre, ese tejido se desprende y se presenta el periodo. La menstruación, que es la primera fase del ciclo, puede durar entre dos y nueve días, y durante esa etapa están bajos los niveles hormonales. Una vez concluye, inicia la fase folicular, que es cuando comienzan a crecer los óvulos inmaduros dentro del ovario y aumentan los niveles de la FSH producida por la hipófisis, para estimular el desarrollo de varios folículos en el ovario que tienen un ovocito en su interior, aunque uno solo de ellos va a madurar completamente y a convertirse en óvulo. Acá comienza un aumento constante en la producción de hormonas, en especial de estrógenos. Cuando estos logran un nivel específico, la hipófisis comienza a producir la LH, que es la que se encarga de inducir la ovulación. Para ese momento los estrógenos llegan a su pico máximo y la progesterona también se eleva, y es entonces cuando ocurre la liberación del óvulo que se encontraba en el folículo, y salta del ovario a la trompa. En ese momento se inicia la fase lútea, que es cuando el folículo del que se liberó el óvulo se cierra y se convierte en el cuerpo lúteo, encargado luego de producir progesterona, que es la hormona que se encarga de preparar el útero para la posible implantación de un embrión. Es entonces que a la espera de un óvulo fecundado se comienza a engrosar el endometrio, pero como en la mayoría de ciclos no habrá un óvulo fecundado por un espermatozoide, el cuerpo lúteo se degenera y deja de producir progesterona. (Si el óvulo es fecundado, el cuerpo lúteo seguirá funcionado y produciendo progesterona para ayudar a mantener el embarazo). Los niveles de estrógenos también comienzan a bajar y es entonces cuando se desprende el endometrio y se da la menstruación, y vuelve a comenzar todo el ciclo una vez más. Quizás algunas de las mujeres que me leen pensarán que no desean quedar embarazadas y que no quieren tener este ciclo que las incomoda. El problema es que este no es un ciclo que tenga solo una función reproductiva: es un ciclo que dirige la vida de la mujer, sus neurotransmisores cerebrales, su estado de ánimo, su cerebro, su mente, su inteligencia; influye en todo. Es imposible romper el ciclo hormonal y pensar que esto no tendrá repercusiones. No es así de simple.

La forma más fácil para romper este ciclo de vida es tomando, inyectando o colocando barras subcutáneas de anticonceptivos, así sea en microdosis.

Estos anticonceptivos en realidad son estrógenos, la mayoría de las veces estradiol o etinilestradiol. Cuando la sangre alrededor del hipotálamo capta que hay unos niveles plasmáticos de esta hormona, decide —por un mecanismo de *feedback* negativo— frenar la producción de FSH y LH, y a partir del primer día que entran los estrógenos al cuerpo, dejan de madurar folículos y se suprime la ovulación. Al dejar de ovular no se forman folículos, no se forman cuerpos lúteos y no se vuelve a producir progesterona. El cuerpo solo recibe progesterona y menstrúa un poco al finalizar cada caja de píldoras cuando son cajas de 21 pastillas, o durante los días en que toma las siete pastillas de otro color cuando son cajas de 28. Es decir, se rompe el balance de vida y esos óvulos se quedan guardados en el ovario, quietos y envejecidos, durante 10, 15 o 20 años, a la espera de que se reactive la ovulación algún día cuando se pare la ingesta de anticonceptivos, muchas veces con el deseo de buscar un embarazo, que en muchos casos no se da o es difícil porque los óvulos guardados ya están viejos o porque al cuerpo le cuesta reiniciar la ovulación. Pero este es el menor de los problemas, si se compara con el daño que ocurre en el cuerpo de una mujer al quedar hiperestrogénica y sin producir progesterona. Este estado genera cambios en glándulas como la tiroides y el páncreas, además de generar deterioro cerebral, alterar el estado de ánimo y la felicidad. Regular la menstruación al bloquear la ovulación y crear un periodo falso no es regular el ciclo sino romperlo.

El origen de la obesidad y la enfermedad en la mujer

Cuando durante 21 días una mujer toma anticonceptivos, o sea estrógenos, y no produce progesterona, entra en un estado de dominancia estrogénica o hiperestrogenismo, y esto causa varios problemas. El primero es que se disminuye la hormona tiroidea libre en el cuerpo y reduce la función de la tiroides, lo que manda una señal al cerebro para producir la hormona estimulante de la tiroides (TSH) y se empieza a desarrollar un hipotiroidismo, lo cual por su parte comienza a aumentar los niveles de colesterol. Además, al romper el ciclo de vida y disminuir la función de la tiroides se disminuyen los niveles de leptina, y aumenta el apetito y la ansiedad por comer en especial carbohidratos. Un aumento en los estrógenos implica también un aumento en la insulina alta, lo que inicia un proceso de resistencia a la insulina y obesidad secundaria, que lleva a estas mujeres a tener hígado graso. Allí, el hígado empieza a perder su función de metabolizar las hormonas y hay un déficit en la eliminación de metabolitos activos de los estrógenos, que tienen actividad estrogénica, como los 16 hidroxiestrógenos, que se acumulan con los estrógenos tomados en pastillas o inyectados, lo que empeora toda la situación.

A esto se le suma que la resistencia a la insulina lleva al aumento y acumulación de triglicéridos, no solo en la sangre, sino en el cuerpo, es decir, que genera obesidad. Vale la pena recordar que el tejido adiposo, o tejido graso, es un sistema endocrino, y que los estrógenos no solo se forman en los ovarios sino en la glándula suprarrenal y en el tejido adiposo. En consecuencia, entre más grasa corporal, mayor producción de estrógenos, y a más estrógenos más capacidad de formar grasa y subir de peso. Es un círculo vicioso. En resumidas cuentas, las mujeres que toman anticonceptivos entran en un ciclo de aumento de estrógenos o hiperestrogenismo, resistencia a la insulina, obesidad, mayor producción de estrógenos, hipotiroidismo, más obesidad y depresión, del cual es imposible salir, a menos que dejen de tomarlos. Y aunque muchas crean que esos efectos son algo normal, en especial subir de peso cuando se está planificando con hormonas, no se deben normalizar.

Los efectos del hiperestrogenismo y la resistencia a la insulina

Los efectos más devastadores de esta combinación son las enfermedades de los senos, el endometrio y los ovarios.

Las principales causas de hiperestrogenismo son la obesidad por resistencia a la insulina y la toma de anticonceptivos orales. El hecho de tener más grasa corporal y aumentar la insulina en sangre no solo sube los niveles de estrógenos en la sangre, sino que la resistencia a la insulina empieza a producir un daño sobre la tiroides y la producción de hormonas tiroideas. Las mujeres siempre piensan que están obesas porque sufren de hipotiroidismo y tienen un metabolismo lento secundario, cuando es lo opuesto. La obesidad, la resistencia a la insulina, los niveles aumentados de insulina y la inflamación sistémica son los encargados de dañar la tiroides en las personas obesas.

Hiperestrogenismo, resistencia a la insulina y obesidad siempre van de la mano, todo ello secundario a los carbohidratos que comemos en nuestra dieta, y ambas condiciones se suman y llevan a una hiperplasia e hipertrofia del sistema reproductivo, que se manifiesta en fibrosis mamaria, nódulos a adenomas mamarios, enfermedad fibroquística de la glándula mamaria, quistes en los ovarios, síndrome de ovario poliquístico (SOP), hiperplasia endometrial y endometriosis, que pueden desencadenar en cáncer de mama, de endometrio y de ovario.

Hiperplasia endometrial y endometriosis

El endometrio y su crecimiento dependen de los estrógenos. Estos son feromonas inflamatorias y por eso cuando aumentan se acumulan líquidos, hay sensación de hinchazón y se activan las cefaleas y las migrañas, entre otras cosas. El aumento de estrógenos e insulina lleva al crecimiento de la celularidad del endometrio, lo que se conoce como hiperplasia endometrial, es decir, que el tejido se engrosa y lleva a que se presenten dolor y sangrados profusos. Pero esto no es lo único que puede suceder. También puede darse que las células del revestimiento endometrial empiecen a crecer en otras zonas del cuerpo, por fuera del útero, como en los ovarios, las trompas, el intestino, el recto y la vejiga. A esto se le conoce como endometriosis y esta enfermedad causa periodos muy dolorosos y puede generar infertilidad. En la actualidad el 10 % de las mujeres del mundo cuentan con este diagnóstico, para el que muchos especialistas recomiendan el tratamiento con pastillas anticonceptivas. Pero la real manera de tratar el problema de raíz debe ser: suspender todos los carbohidratos, vencer la resistencia a la insulina y bajar la grasa corporal. Estas simples medidas acaban con el exceso de insulina y de estrógenos.

Infertilidad en la mujer y síndrome de ovario poliquístico

El 80 % de los casos de infertilidad en las mujeres que no ovulan son secundarios al síndrome de ovario poliquístico SOP.[51] El 80 % de las pacientes con SOP tienen resistencia a la insulina, sin importar si están obesas o delgadas, y esa es la responsable de la enfermedad. El exceso de insulina es el estímulo por fuera del ovario más fuerte para producir andrógenos (hormonas sexuales masculinas), y eso lleva al hiperandrogenismo que se da cuando hay SOP y lo que altera el metabolismo del folículo, además de conducir a trastornos mitocondriales del óvulo que terminan en anovulación. Entonces, el exceso de insulina lleva a un aumento

51 Vanhauwaert, P. S. Síndrome de ovario poliquístico e infertilidad. *Rev Méd Clín Las Condes*. Marzo-abril del 2021;32(2):166-172.

de estrógenos y de andrógenos, y esto por su cuenta deriva en un crecimiento exagerado de los folículos que nunca ovulan. Lo que se ve en la ecografía es como un ovario con muchos quistes y de ahí su nombre de síndrome de ovario poliquístico.

Hoy estamos de acuerdo en que el tratamiento se basa, principalmente, en cambios en el estilo de vida, como dejar los carbohidratos para vencer la resistencia a la insulina y así bajar los niveles de insulina y así generar una pérdida de grasa corporal y de peso en la paciente. Esto por su parte aminora la producción extraovárica de estrógenos y de andrógenos. Al año de iniciar cambios en el estilo de vida, como los que acabo de mencionar, el sistema hormonal de la mujer podrá estar listo para volver a un ciclo de vida y a ovular.

La tiroides, la chispa de la vida

Si me preguntan por una glándula que a nadie le importa y que es primordial en nuestra vida es la tiroides. Ella es la gran glándula olvidada. Una de cada 10 personas camina por la vida con hipotiroidismo y una de cada cinco mujeres mayores de 60 años tienen una tiroides que ya no sirve para nada, y suplementan, como si nada, con hormona tiroidea. La tiroides es una glándula preparada para vivir toda la vida sin deteriorarse, pero nos dedicamos a comer para atacarla y dañarla.

Ella regula todo el metabolismo del cuerpo, la producción exacta de energía y la sensibilidad de nuestras células a la mayoría de las hormonas, por eso se le llama "la chispa de la vida". Tiene que estar en el nivel exacto de energía cuando el cuerpo lo necesite, y esto lo regulan las hormonas tiroideas producidas por la glándula y también en el cerebro gracias al sistema hipotálamo/hipófisis, a partir de un mecanismo de *feedback* negativo.

Esta glándula tiene la función no solo de producir sino de almacenar las hormonas tiroideas, que son la tiroxina (T4) y la triyodotironina (T3). Los componentes fundamentales de estas hormonas son el yodo y la tiroglobulina, la cual se produce a partir del aminoácido tirosina. La función básica de estas hormonas es el control de la producción de energía del cuerpo.

La esencia del ser humano, la energía, es regulada por esta glándula. Aunque algunas personas pueden presentar síntomas de hiperfunción tiroidea, la afección más común es el hipotiroidismo. Cuando esto pasa, la glándula disminuye la producción de hormona tiroidea, cuyas causas más comunes son autoinmunes y metabólicas. Se podría decir que el 50 % de los hipotiroidismos son secundarios a la enfermedad de Hashimoto, que está ligada principalmente al gluten. Cuando se presenta esta dolencia, se forman anticuerpos contra la gliadina y también contra la tiroides (anticuerpos antiperoxidasas y antitiroglobulina), que terminan destruyendo la glándula hasta producir el hipotiroidismo. La segunda causa para esta enfermedad es metabólica, y está ligada a la resistencia a la resistencia a la insulina y a la obesidad. Los niveles elevados de insulina disminuyen la producción de hormonas tiroideas en la tiroides. Un estudio que evaluó los desórdenes tiroideos en personas obesas encontró que a la edad promedio de 44 años las mujeres obesas[52] tienen en un 35 % nódulos tiroideos, que en el 32 % cursan con Hashimoto y que el 15 % sufre de hipotiroidismo. El 50 % de las personas con síndrome metabólico, o lo que llaman síndrome de resistencia a la insulina, cursan con hipotiroidismo, es decir, las personas que consumen carbohidratos y que

---

52 Răcătăianu, N., Leach, N., Bondor C. I. *et al.* Thyroid disorders in obese patients. Does insulin resistance make a difference? *Arch Endocrinol Metab.* Diciembre del 2017;61(6):575-583. doi: 10.1590/2359-3997000000306. PMID: 29412382; PMCID: PMC10522069.

generan una resistencia a la insulina, con o sin obesidad, tienen un alto riesgo de desarrollar diabetes, hipertensión arterial e hipotiroidismo, y en muchas pacientes coexisten las tres enfermedades.

La tiroides ayuda a que cada célula funcione a las revoluciones correctas, ya que la hormona tiroidea ayuda a regular no solo la frecuencia cardiaca, sino el volumen de los latidos, y a nivel celular y hepático, aumenta la absorción de glucosa, la conversión de proteínas en azúcar y la ruptura de glucógeno para tener más glucosa. Además, aumenta la lipolisis o la capacidad de usar grasas como energía. Es decir, que la tiroides pone a disposición de la célula todos los recursos energéticos cuando el cerebro le da la señal a la hipófisis para que produzca hormonas tiroideas, cosa que no debe ser de forma constante como pasa al tomar una pastilla de hormona todos los días. Además, las hormonas tiroideas promueven el uso del colesterol para formar ácidos biliares. Por eso las personas con hipotiroidismo no forman casi ácidos biliares y comienzan a presentar hipercolesterolemia y aumentos del LDL. Las hormonas tiroideas son importantes también para el crecimiento del folículo piloso (pelo), el crecimiento de las uñas y la remodelación de los huesos. Al ser una hormona cerebral, ayuda a regular los ciclos de alerta, sueño, apetito, emociones y felicidad. Mejor dicho, la tiroides se encarga de funciones primordiales en el organismo. Por eso los síntomas principales de hipotiroidismo son depresión, tristeza, fatiga, frialdad, dolores articulares, estreñimiento, piel seca, caída del cabello, irregularidades menstruales, baja frecuencia cardiaca, colesterol elevado y abultamiento del cuello. El diagnóstico se hace de manera fácil con unas pruebas tiroideas que marquen niveles de TSH (hormona de la hipófisis) por encima de 4,5 mUI/L, y niveles de T3 y T4 normales, lo que se denomina hipotiroidismo subclínico o, si están bajos, hipotiroidismo manifiesto.

El gluten que está en las harinas de trigo, cebada, centeno, avena y maíz son los principales desencadenantes de la enfermedad de Hashimoto, que es la principal causa de hipotiroidismo en el mundo, y los carbohidratos son la principal causa de la resistencia a la insulina, que es actualmente la segunda causa de hipotiroidismo. Así que nuestra tarea, si queremos vivir con una tiroides sana y en caso de tener una enfermedad autoinmune, es dejar todas las harinas en la alimentación. Pero si queremos de verdad vivir de una vez por todas con una tiroides sana, debemos alejarnos de todos los carbohidratos, y eso incluye harinas, granos, tubérculos, frutas, semillas y leguminosas, porque la hormona que toman los hipotiroideos a una sola dosis nunca podrá reemplazar la producción de hormonas tiroideas controlada por el cerebro a partir de nuestras necesidades energéticas. Así que siempre una persona con la tiroides sana tendrá una mejor energía y regulación que quien tome hormonas.

Conclusiones

Cada una de los miles de funciones de nuestro cuerpo es dirigida por las hormonas, que son producidas por glándulas endocrinas y todas controladas en el cerebro. Ellas hacen parte de un rompecabezas que funciona a la perfección, hasta el momento en que, a partir de lo que comemos y los medicamentos que tomamos, decidimos romper un mecanismo hormonal y, como si se tratara de fichas de dominó, unos irán desbaratando los otros, porque la mayoría de las glándulas endocrinas son controladas por el hipotálamo y la hipófisis en zonas cercanas y subyacentes.

Las hormonas femeninas y la tiroides están íntimamente ligadas y muchos trastornos hormonales cursan con hipotiroidismo. La primera causa de los trastornos hormonales en las mujeres son los anticonceptivos hormonales, sin importar la causa por la que se tomen. La obesidad y la resistencia a la insulina también llevan a la misma enfermedad, la dominancia estrogénica, y a más obesidad, más estrógenos, menos hormona tiroidea y enfermedades propias de los estrógenos altos, como la hiperplasia endometrial, los nódulos en las mamas, la enfermedad fibroquística de mama, el ovario poliquístico, los nódulos tiroideos, y el cáncer de mama, de endometrio y de ovario. Esto también ocurre particularmente en las mujeres que llegan a la menopausia, en las que su cuerpo, como debe ocurrir, ya no produce estrógenos en el ovario y entonces comienzan a suplementarlos con terapia de reemplazo hormonal para disminuir los síntomas propios de ese momento biológico, pero que por lo mismo aumentan la incidencia de todo tipo de cánceres del aparato reproductivo.

Mi recomendación general, aunque hay algunos casos que deben ser revisados por el médico tratante, es que evites que tú y tus hijas tomen anticonceptivos. Evítalos en lo posible. Nunca se debe tocar el sistema hormonal tomando ninguna clase de hormonas (a menos que tu cuerpo ya no las produzca), ya sea en las jóvenes que quieran planificar con anticonceptivos o en las mujeres mayores de 50 años que estén en menopausia. Y, lo más importante, la resistencia a la insulina y la obesidad dañan todas las glándulas del organismo. Todas. Aléjate de los carbohidratos y acércate a las grasas buenas, a la carne, al pollo, a los mariscos, a los pescados, a los huevos y los quesos, si de verdad quieres tener un sistema hormonal perfecto. La mayoría de las hormonas se forman del colesterol y de los aminoácidos, o sea las proteínas, así que come grasas, ingiere colesterol y come proteínas si quieres vivir con un sistema hormonal perfectamente equilibrado.

Bibliografía

Răcătăianu, N. Thyroid disorders in obese patients. Does insulin resistance make a difference? *Arch Endocrinol Metab*. Diciembre del 2017;61(6):575-583.

Vanhauwaert, P. S. Síndrome de ovario poliquístico e infertilidad. *Rev Méd Clín Las Condes*. Marzo-abril del 2021;32(2):166-172.

CAPÍTULO 7

El riñón, el órgano que menos cuidamos

La vida inició en el mar: el agua y la sal formaron el primer organismo unicelular, que fue una bacteria. Gracias a la luz y el calor del sol se pudo producir oxígeno y de ahí nacieron los primeros organismos eucariotas, es decir, que poseen núcleo y material genético. La vida inició y se mantuvo gracias a la sal, el agua, el sol y el oxígeno. A pesar de que nuestro cuerpo es agua con sal, hoy nos han hecho creer que la sal mata. Y aunque el sol rige todas nuestras hormonas, nuestra salud y la producción de oxígeno, hoy es considerado un demonio que produce cáncer. Perdimos la vida y la salud al alejarnos del agua, la sal y el sol.

Ahora les quiero contar la historia de Víctor, un conductor colombiano de camión, de 32 años, joven, noble, bueno y trabajador, que con su camión vendía en mercados, llevaba encomiendas y hacía trasteos. Era un hombre humilde que había construido una hermosa familia y que vivía sólo para amar y darle gusto a su esposa. No tenía mucho dinero, apenas lo necesario para subsistir, y vivía en arriendo. Su única posesión importante era su camión. Además de consentir a su esposa, su felicidad más grande era comer. Desayunaba con huevo, arepa de maíz, agua de panela y jugo de naranja del palo de naranjas que tenía en su casa. A media mañana, se comía dos empanadas o unas papas cocidas con un guiso de cebolla y tomate, almorzaba un plato con tres cuartas partes de arroz con plátano maduro y un pedazo de carne, en la tarde merendaba un ponqué con jugo de fresa, en la noche se tomaba un caldo de huevo con papa y antes de acostarse disfrutaba un pedazo de panela o un bocadillo con leche. Su alimentación era bastante típica a la de cualquier otro trabajador latino, lleno de mucha comida natural, de esa que Dios provee, cocinada, y casi nada de comida procesada porque el sueldo no le daba para ese tipo de "lujos". Y aunque su felicidad radicaba en vivir para comer, no tenía ni idea de qué decisiones lo llevarían a la enfermedad y a la muerte. Víctor era de esas personas que piensan que las enfermedades se heredan o que llegan solo porque uno es "de malas". Entre los 20 y los 32 años subió de peso de forma constante y sin darse cuenta, casi 400 gramos por mes, es decir que subía de a 5 kilogramos por año y en un lapso de 12 años aumentó 60 kilogramos. Pasó de pesar 80 kilos a pesar 140, sin entender jamás por qué. A los 32 se consideraba un obeso "sano", pues no presentaba enfermedades evidentes; aun así, sufría de dolores en todas las articulaciones, no tenía energía y le daba sueño todo el tiempo, y los dolores de cabeza eran frecuentes. Un día, mientras entregaba unas cajas con su camión, sintió un dolor de cabeza extremo, perdió la conciencia y cayó de su propia altura. A pesar de eso, mantuvo su respiración y ritmo cardiaco. Fue llevado a Urgencias de inmediato, a donde llegó desorientado, con la boca torcida, parálisis facial del lado izquierdo y tensión arterial en 230/140 mm/hg en el momento del ingreso. Fue diagnosticado con una crisis hipertensiva tipo emergencia, con una posible isquemia cerebral, por lo cual lo trasladaron a la unidad de cuidados intensivos cardiovascular donde yo trabajaba. Allí le pusimos una línea arterial con un catéter venoso central y le dimos tratamiento con vasodilatadores endovenosos para regular con rapidez su tensión arterial. Cuatro horas después su tensión arterial ya se había normalizado y había recuperado la conciencia. Una tomografía cerebral mostró una pequeña zona de isquemia en el cerebro, pero al día siguiente ya había recuperado la movilidad completa de su cara y no había rastro de la parálisis. A este tipo de episodios los llamamos accidente isquémico transitorio (AIT) en el que, con un manejo adecuado de la tensión arterial, se revierte el daño neurológico secundario a la isquemia en menos de 24 horas.

Antes de darle la salida de la UCI, hablé con Víctor y su familia. Le expliqué la gravedad de lo que le había pasado y que era urgente que hiciera un cambio en su vida, pues necesitaba vencer la resistencia a la insulina y dejar la comida que le estaba inflamando las arterias. También le recomendé que comenzara a comer para sanar con carne, pollo, pescado, huevos, queso, mariscos y verduras.

De la UCI salió a piso y allá el médico internista que lo atendió lo diagnosticó con hipertensión arterial severa y le indicó, en primer lugar, que debía dejar de comer sal. Ese médico le aseguró que la sal era la responsable de subirle la tensión y dañarle los riñones. Además de esto, le recetó losartán, un betabloqueador y un diurético, y le indicó que debía dejar el alcohol y hacer ejercicio. También le dijo que era necesario que entrara en un programa de nutrición, que debía seguir al pie de la letra, para bajar de peso. Víctor salió feliz de la clínica. Solo era hipertenso, no tenía nada más, y aquello que pasó había sido solo un susto. El profesional de la nutrición al cual asistió le mandó una "dieta equilibrada", que no era tan diferente a su forma de alimentación antes de la isquemia, simplemente era un poco más *light*. Podía desayunar con huevos. Solo le prohibieron los jugos. Al almuerzo podía comer arroz integral, una papa y pollo, y debía evitar las carnes rojas. A media mañana y media tarde podía comer una porción de fruta, de las que más le gustaran. En la noche debía tomar caldo de pollo con papa, pero sin arepa ni bocadillo. De vez en cuando tenía permiso de tomar agua de panela, porque es natural, y podía endulzar con edulcorantes y a veces con miel. Comenzó a caminar 30 minutos cada día, y bajó de 142 a 136 kilogramos en 6 semanas. Pero se estancó. La tensión arterial seguía alta y por cuenta de eso le adicionaron un cuarto medicamento. Los exámenes de sangre también arrojaron que tenía la glicemia en 112 mg/dl, por lo que le diagnosticaron prediabetes e iniciaron manejo con metformina. Esos exámenes también mostraron proteínas en la orina, y la creatinina comenzó a subir, la tenía en 1,6 mg/dl, cuando el máximo debe estar en 1,4. Le dijeron que tenía que cuidar los riñones y que la manera de hacerlo era mantener los niveles de tensión arterial en rango, los niveles de azúcar en rango y bajar de peso. Durante los siguientes 2 años, los cuatro medicamentos que le formularon controlaron su tensión arterial, además tomaba metformina y se inyectaba liraglutide para controlar lo que para ese momento ya era una diabetes con niveles de hemoglobina glicosilada que no bajaban de 7. Pero ninguno de sus médicos tratantes le dijo, como había hecho yo al darle de alta en la UCI, que debía dejar todos los carbohidratos de plano. Como no bajaba de peso entró a un programa para que le realizaran una cirugía bariátrica, panorama ante el que Víctor estaba feliz, porque según le explicaron, esto controlaría todos sus males.

Pero un domingo, estando con su esposa, presentó de nuevo una pérdida de conciencia con caída de su propia altura, esta vez sin pulso. Sufrió una muerte súbita. Después de hacerle masaje cardiaco exitoso y volver a poner en marcha su corazón, lo remitieron de nuevo a la UCI en la que yo trabajaba. Allí llegó con una taquicardia ventricular sostenida, por lo que se le realizó una cardioversión, sin respuesta. Por protocolo se le tomaron unos electrolitos de urgencia y este examen demostró una hiperpotasemia severa, tenía niveles de potasio en la sangre de 9,5 mEq/l (lo normal es hasta 4,5), es decir que se encontraba *ad portas* de un paro cardiaco. Después de más manejo de emergencia, logramos sacarlo de la arritmia y estabilizarlo, pero, por la subida de potasio, sospechamos una falla renal aguda que luego confirmamos. Le descubrimos una insuficiencia renal crónica agudizada terminal, por lo cual procedimos a colocarle un aparato externo (una hemodiafiltración veno-venosa continua), que hiciera las veces de riñón para limpiar su sangre, no solo del potasio, sino de todos los tóxicos, que se denomina HDFVVC. Este es un procedimiento rápido que se hace en la UCI con un catéter grande a través de una vena muy grande, como la femoral. Para poder llevar a cabo el procedimiento es necesario anticoagular al paciente, y durante su segunda noche en la unidad Víctor tuvo una hemorragia cerebral por cuenta de la droga anticoagulante, que es algo que puede pasar, y que lo dejó en un coma profundo y con muerte cerebral. Como todos sus órganos estaban dañados por la enfermedad de base, que eran la diabetes y la hipertensión, Víctor ni siquiera fue candidato para poder donarlos. A las 48 horas de corroborar el diagnóstico de muerte cerebral se le pidió permiso a la esposa para retirar los aparatos que mantenían el cuerpo oxigenado y el corazón bombeando, y ella aceptó desconectarlo y Víctor murió.

La historia de Víctor hace parte de esos 1023 certificados de defunción que firmé durante mi trabajo en cuidados intensivos de personas que no murieron cuando Dios lo dispuso, como creían ellos, sino que vivieron una vida para enfermar y morir de forma trágica en una UCI con una enfermedad construida por ellos mismos, por cuenta de lo que metieron a su boca cada día de sus vidas.

A Víctor no lo mató la sal, porque se la quitaron cinco años antes de morir, su enemigo principal, que además no supo identificar, fue el carbohidrato que lo llevó a la enfermedad y la muerte. De eso vamos a hablar en este capítulo, porque le hemos estado echando la culpa a la sal de lo que en realidad ha hecho la glucosa dulce o salada en nuestras vidas. Desenmascararemos entonces al enemigo del riñón y de la vida.

El riñón, el órgano olvidado

El riñón es el órgano que regula el cuerpo y también es el órgano que a nadie le importa.

Según cifras de la Organización Panamericana de la Salud (OPS), la enfermedad renal crónica, esa que termina en diálisis o trasplante, la sufre el 10 % de la población mundial, o sea, 850 millones de personas que viven con algún grado de falla renal.[53] Hay más personas en el mundo con falla renal que con diabetes, pero nadie es consciente de eso. Después de la obesidad y la hipertensión arterial, la falla renal es la enfermedad más prevalente en el mundo y hoy es la sexta causa de muerte. El 15 % de los presupuestos de salud de los países se gasta en el manejo de la enfermedad renal crónica, y la mayoría de este dinero está destinado a las empresas que se dedican a hacer diálisis. Este es un gasto que aumenta cada año, por cuenta de la sobrevida de los enfermos terminales.[54] Así que lo único que hacemos es prolongar la

53 https://www.paho.org/es/noticias/9-3-2022-dia-mundial-rinon-2022-hearts-americas-salud-renal-para-todos
54 Crews, D. C. *et al*. Carga, acceso y disparidades en enfermedad renal. *Nefrología*. Enero-febrero del 2020;40(1):4-11.

enfermedad terminal, cosa que suena ilógica, pues la enfermedad crónica terminal es incurable. Podemos tener un paciente en diálisis, pero su única oportunidad es un trasplante, pero incluso el trasplante nunca le devolverá la vida ni la calidad de vida. Primero analicemos la calidad de vida de un paciente en diálisis, que tiene que trasladarse a un centro donde están esas máquinas y sentarse ahí, conectado, y esperar 3 o 4 horas mientras toda la sangre de su cuerpo es limpiada por completo. Esta rutina se debe repetir 3 o 4 veces por semana, hasta que el paciente muera o consiga un donante. El 40 % de los pacientes en diálisis se mueren a la espera de un riñón, y su sobrevida es solo del 56 %, a 5 años.[55] Pero incluso si el paciente recibe un trasplante renal, la mortalidad asociada al procedimiento es muy alta, casi de un 30 %, y es de origen cardiovascular, eso sin contar que la sobrevida de un riñón de origen cadavérico, que es de donde proviene el 90 % de los riñones trasplantados, es de 10 a máximo 15 años.[56]

Pareciera que la enfermedad renal no tiene salida. Pero solo cuando te enteras de las mentiras y las verdades, puedes darte cuenta de que es una enfermedad que se puede prevenir en un 97 %. Al riñón no lo dañan las proteínas, ni el exceso de proteínas y menos la sal, como siempre nos han hecho pensar. El 90 % de las fallas renales en el mundo son secundarias a la diabetes y a la hipertensión arterial. Si lo miramos al revés, el 90 % de los pacientes en falla renal son hipertensos y del 30 al 50 % son diabéticos. La causa principal es la diabetes, no por comer carne, sino

55 https://www.renalfellow.org/2018/09/19/what-are-survival-rates-for-dialysis-patients/#:~ text=The%20risk%20is%20greatest%20during,disease%2C%20followed%20by%20infectious%20complications.

56 https://www.nefrologiaaldia.org/es-articulo-resultados-globales-del-trasplante-renal-58

carbohidratos, y la segunda causa es la hipertensión arterial por la inflamación sistémica derivada de la resistencia a la insulina. El responsable del otro 10 % son las enfermedades autoinmunes como el lupus y el síndrome nefrótico, los efectos secundarios a medicamentos, los cálculos renales (en especial los de ácido úrico) y enfermedades genéticas —en un 1 %—, cuando generan poliquistosis renal. Por último, la American Kidney Fundation menciona que otro enemigo de los riñones es tomar más de un trago de alcohol al día.[57] Ninguna literatura científica seria en pacientes con falla renal menciona como causa de insuficiencia renal a las proteínas de la dieta o a la sal, pero tú seguramente dejaste de comer carnes para proteger el riñón. De los 850 millones de personas con falla renal, 780 millones se la deben a la hipertensión y a la diabetes, y si prevenimos estas dos enfermedades, también prevenimos una de las enfermedades más devastadoras de la Tierra. Pero quiero explicarte primero qué hace el riñón y cuál es su importancia, para que desde hoy empieces a valorarlo.

Las funciones del riñón

La principal función del riñón es producir la orina, y esto lo hace con la única finalidad de excretar sustancias de desecho. El riñón no desecha grasas ni proteínas, y menos aminoácidos, porque son fundamentales para vivir. Lo que desecha es principalmente urea y amoniaco, que son productos de la degradación de los aminoácidos que el cuerpo no necesita; ácido úrico, que proviene del metabolismo de nuestro material genético, y la creatinina, proveniente de la fosfocreatina de las fibras musculares que se están reemplazando.

---

57 https://www.kidneyfund.org/es/todo-sobre-los-rinones/la-falla-renal-o-enfermedad-renal-terminal-ert

JORGE BAYTER | 149

La segunda función más importante del riñón tiene que ver con regular toda la homeostasis del cuerpo, que en su esencia es el manejo del volumen del plasma en la sangre y de los electrolitos en el cuerpo, en especial el sodio y el cloruro, o sea la sal. Al riñón no lo daña la sal, sucede al contrario, y es que la sal es importante para el riñón. Su esencia como órgano es manejarla de forma perfecta, pero cuando el riñón no funciona bien, ya no puede manejar la sal del cuerpo. Pero el riñón no solo regula de forma perfecta el sodio y el cloro, sino también el potasio, el calcio y los fosfatos. Es el encargado de manejar la osmolaridad de la sangre, que en últimas es la concentración de los electrolitos en ella, y de eso dependen las funciones básicas del organismo, como los potenciales de acción que generan el impulso nervioso y hacen que pensemos, y también la contracción muscular que hace que nos podamos mover. El riñón es el encargado además de regular la presión arterial, secreta renina y, en conjunto con el endotelio de las arterias, regula todo el proceso de vasoconstricción y vasodilatación. Por último, también regula el pH de la sangre, es decir la acidez, que nada tiene que ver con tomar bicarbonato de sodio o dejar de comer carnes, pues este órgano no solo se encarga de eliminar los ácidos, sino de retener el bicarbonato en tu sangre. La regulación del pH depende principalmente de tener un riñón perfecto, bien cuidado, no se debe a ningún remedio mágico, sino solo a evitar los carbohidratos para no dañar este preciado órgano. Además, el riñón produce hormonas esenciales, como la eritropoyetina, que construye los glóbulos rojos, y esta es la razón por la que todos los pacientes con falla renal son anémicos. Sin riñón no hay vitamina D, porque él produce la transformación de la forma activa de esta hormona de vida.

Por todo esto es que el riñón es un órgano de vida. Sin función renal, morimos en 48 horas, no solo intoxicados por la urea y el amoniaco, sino en una acidosis metabólica severa. La naturaleza nos dio un riñón de reserva, dada la importancia que tiene, pero nosotros nos dedicamos a comer para dañar no solo un riñón sino ambos, y luego buscamos desesperados la manera de revertir el daño, pero este es irreversible e imposible de detener después de que se instaura, y siempre desembocará en una falla renal terminal. La única estrategia que queda es prevenir el daño o detenerlo en sus estadios iniciales. Por eso, a muchas personas que acuden a mí con falla renal, me toca decirles, muy a mi pesar, que ya es demasiado tarde porque las personas con esta condición ya no pueden comer para sanar sino solo para sobrevivir unos años más y sin calidad de vida.

Cómo dañar un riñón

Hoy vivimos y comemos con la única finalidad de dañar nuestras arterias y entre ellas las de los riñones. La nefropatía diabética, la que se causa por el aumento de la glicemia en la sangre, es la responsable del 80 % de todas las fallas renales terminales en Estados Unidos y en el mundo. El 50 % de todos los diabéticos con más de 20 años de diagnóstico tienen falla renal instaurada. Volvemos al mismo problema y no es algo que yo me haya inventado, es la realidad de la enfermedad: comemos para mantener una glicemia normal en ayunas, que son solo dos horas del día, pero mantenemos un azúcar en sangre después de comer por encima de 100 a 120 mg/dl durante casi 15 horas al día. Es por esta razón que nos convertimos en diabéticos sin darnos cuenta y dañamos las arterias del riñón sin saberlo. Porque esta es una enfermedad que no produce síntomas, ni dolor, hasta que ya ambos riñones están perdidos y estamos listos para un trasplante. Debemos entender que cada vez que comemos un carbohidrato, artificial como el azúcar o natural como la fruta, la papa, la yuca, el arroz o el maíz, estamos aumentando el azúcar en sangre, y estos picos sostenidos de la glicemia son lo que nos tienen hoy con enfermedad arterial que nos lleva a hipertensión arterial o al daño de los órganos.

No es que la diabetes o la hipertensión ataque directamente a la célula renal, sino que destruye las arterias que nutren el riñón y las arterias que llevan la sangre para que sea filtrada. Entonces, la génesis del daño renal es la misma del infarto del miocardio y del cerebro: dañar las arterias y taparlas con ateroesclerosis. Eso es lo que hace el azúcar: inflamar la arteria y con el tiempo generar hipertensión arterial, diabetes y ateroesclerosis. Este es un proceso silencioso en el cerebro y en el corazón, pero más aún en los riñones, porque los riñones casi nunca duelen y cuando duelen no es por el daño en las arterias sino por la presencia de un cálculo en las vías urinarias, que es algo muy diferente. En el endotelio de las arterias que llevan la sangre para que sea filtrada en el riñón pasa lo mismo que en cualquier otra arteria: el azúcar genera porosidades que en este caso dejan pasar proteínas, como la albúmina, al órgano. Normalmente estas partículas son demasiado grandes y no se filtran, pero cuando ya hay daño pasan y es entonces cuando se empieza a leer en los exámenes que hay proteínas en la orina. Este es el primer indicio de una falla renal y para este momento ya es irreversible. No solo se dañan las arterias que filtran la orina, sino que se dañan las que nutren el riñón y se empiezan a morir las células renales y su unidad funcional que es la nefrona, y por esta razón el órgano comienza a hacerse más pequeño. A eso se le llama una insuficiencia renal crónica. El 90 % de quienes la sufren llegaron a ella debido al síndrome metabólico producido por el exceso de carbohidratos en la dieta, el cual terminó dañando las arterias.

NO es un problema derivado de comer sal o carne en exceso, es un problema producido casi exclusivamente por los carbohidratos, y cuando el riñón ya está dañado no puede retener las proteínas en la sangre y mucho menos regular la sal, que son dos de sus funciones básicas. Para este momento ya hay falla renal: el riñón ya no funciona y es entonces cuando el paciente no puede comer ni proteínas ni sal. Realmente ya no puede comer nada, porque todos los alimentos le van a hacer daño. Tampoco servirá el ejercicio, ni nada de los que se considera bueno, porque el daño llevará inexorablemente a la muerte. Por eso se llama insuficiencia renal terminal. Este es otro buen momento para entender que el enemigo principal, la glucosa, no solo sabe a dulce, sino que también puede saber a sal. Pero eso no significa que la sal sea la enemiga.

El sodio de la sal, sinónimo de vida

El 60 % del cuerpo es agua, pero no solo agua, es agua con sal. La sangre, las lágrimas, el sudor, el líquido cefalorraquídeo en el cerebro, el líquido peritoneal, la orina, el flujo vaginal, el semen, todo es agua con sal. Quiero que entiendas una cosa: la principal arma terapéutica de cualquier médico en el mundo es el agua con sal, o sea la solución salina o lo que se conoce también como suero fisiológico. Por eso, cuando alguien llega deshidratado o enfermo a una clínica, la hidratación solo se hace con solución salina. A nadie se le ocurriría hidratar a una persona solo con agua por la vena, o incluso con eso que llaman agua destilada, porque de forma inmediata esta entraría a los glóbulos rojos y los haría estallar, y luego estos glóbulos destruidos taparían las arterias renales y llevarían a una falla renal. Es importante entender que la única manera de hidratar a una persona es con agua con sal; no con agua con glucosa, porque el agua con azúcar no hidrata, deshidrata. El agua sola tampoco hidrata, deshidrata. Así como el agua sola deshidrata, el agua con mucha sal (soluciones hipertónicas), como el agua de mar, que viene al 3,5 %, también deshidrata y mata, ya que, al ser hiperosmolar saca el agua de las células y las desinfla. Por eso la hidratación endovenosa (la que se inyecta por la vena) se hace con agua y sal en la misma concentración de la sangre, que es de 0,85 gramos de sal por cada litro de agua. A eso se le llama solución salina fisiológica o isotónica. Cuando alguien llega a una clínica y el médico lo canaliza, normalmente le inyecta por goteo en la vena 2 litros de solución salina, que es el equivalente a 17 gramos de sal, lo que se necesita para hidratar a una persona. Sin embargo, luego la indicación médica es no consumir más de 3 gramos de sal al día. ¿A qué se debe esta dualidad? ¿Por qué la principal arma terapéutica en las en las clínicas es la sal y por fuera se supone que enferma? Al final, ¿qué determina el consumo de sal? ¿La fisiología de las personas o la película de los pueblos? Ya hay muchos artículos médicos que se hacen esa pregunta.[58]

Para responderla debemos saber para qué sirve la sal. El cuerpo humano es incapaz de producir sal y eso marca una diferencia. La sal que conocemos está constituida en un 60 % de cloro y en un 40 % de sodio, y es la base de todas las sales naturales o artificiales que existen y compramos. Aunque ambos iones son importantes, el sodio es el que se considera crucial para el organismo. La razón es que el sodio controla la osmolaridad del plasma, o sea la concentración de los solutos, pero además dirige la polaridad, es decir, las cargas positivas y negativas. De esto depende el

58 McCarron, D. A. What determines human sodium intake: Policy or physiology? *Adv Nutr.* Septiembre del 2014;5(5):578-584. doi: 10.3945/an.114.006502. PMID: 25469402; PMCID: PMC4188239.

mecanismo más importante para prender las células y sus funciones, que es el potencial de acción y que llamaremos el interruptor de las funciones vitales. El potencial de acción es el interruptor que hace que las neuronas piensen, que la electricidad de la conducción de los nervios tenga lugar, que el músculo se contraiga, que el corazón pueda latir y que los intestinos y vísceras puedan funcionar. Todas estas funciones dependen del sodio, o sea de la sal. Sin sodio, el cerebro no puede funcionar, los nervios no pueden transportar un estímulo, el corazón no se puede contraer y el sistema gastrointestinal no se puede mover. Por eso es que la principal causa de fatiga muscular, de sueño, de debilidad, de mareos y de cansancio no es la falta de azúcar, sino la falta de sodio.

El riñón es el encargado de que el sodio en la sangre se mantenga en unos estados perfectos de concentración, entre 135 y 145 mEq/l, pero a costa de mecanismos de compensación renal y celular muy costosos. Hoy muchos artículos publicados en las revistas más prestigiosas del mundo, como *The Lancet*, relacionan que la personas con excreciones renales de sodio menores de 3 gramos al día tienen una mortalidad más alta y mayor probabilidad de eventos cardiovasculares que quienes cuentan con excreciones de sodio de 4 a 5 gramos al día, pues consumen en promedio 12 gramos de sal diaria.[59] Esto principalmente ocurre porque los niveles bajos de sodio disparan los mecanismos de sed y hambre en el hipotálamo, pero también activan la producción de renina en el riñón, y esto desencadena la elaboración de angiotensina y aldosterona, que provoca no solo la retención de agua y ácido úrico, sino el aumento de la tensión arterial, lo

---

59 Mente, A. *et al.* Associations of urinary sodium excretion with cardiovascular events in individuals with and without hypertension: A pooled analysis of data from four studies. *Lancet*. 30 de julio del 2016;388(10043):465-475. Epub 20 de mayo del 2016. Errata en: *Lancet*. 10 de abril del 2021;397(10282):1350. PMID: 27216139.

cual puede llevar a muerte de origen cardiovascular. Esto quiere decir que a quien come bajo en sal, no solo se le aumenta la presión arterial, sino también los niveles de ácido úrico, y esto sube las probabilidades de una muerte de origen cardiovascular. Todo esto fue corroborado en uno de los metanálisis más grandes que se han hecho en el mundo, en 181 países, acerca del consumo de sal y la expectativa de vida, que fue publicado en el *European Journal of Cardiology*. Este estudio comprobó lo que la fisiología básica había indicado hace más de 100 años, y es que a mayor consumo de sal, mayor sobrevida y menos muerte por enfermedades cardiovasculares.[60]

La sal es vida y no nos enferma, así que bajar su consumo sí nos enferma y nos mata. Entonces, deja de tenerle miedo a la sal.

La sal y la hipertensión arterial

La sal no produce hipertensión arterial, es más, no tienen nada que ver. Bajar el consumo de sal no modula ni mucho menos cura la tensión alta. Esta es una enfermedad en donde las arterias se vuelven duras y esto hace que aumente la resistencia al flujo de sangre, lo que se traduce en un aumento de la presión arterial. Esta es la multiplicación de la resistencia vascular al flujo por el volumen de sangre que pasa por la arteria. En una persona con arterias sanas, a mayor o menor flujo de sangre, hay mecanismos compensadores de dilatación o contracción en diferentes órganos y se conoce como la autorregulación de la presión arterial. Esta existe no solo para mantener la presión normal, sino también el flujo sanguíneo a los órganos, pero para esto ocurra

---

60 Messerli, F. H. *et al.* Sodium intake, life expectancy, and all-cause mortality. *Eur Heart J.* 1.° de junio del 2001;42(21):2103-2112. doi: 10.1093/eurheartj/ehaa947. PMID: 33351135; PMCID: PMC8169157.

correctamente se requiere de un endotelio sano. Así que el problema no tiene nada que ver con el flujo de sangre o los niveles de sodio, sino con el daño del endotelio. En cambio, cuando una persona come carbohidratos, lo que la lleva a la resistencia a la insulina y a la hiperglicemia después de comer, y genera la liberación de mediadores inflamatorios que dañan y engrosan el endotelio, las arterias se endurecen y en consecuencia aumenta la presión arterial. Uno de los primeros síntomas de la presión alta es que al aumentar el sodio en la dieta también crece el volumen de sangre y las arterias duras no pueden dilatarse con normalidad, lo que lleva a la hipertensión arterial. Es obvio entonces cuál es la raíz del problema y qué fue lo que llevó a la enfermedad. El problema no es el sodio, sino el daño del endotelio. Entonces, ¿cuál debe ser la solución? ¿Bajar el sodio de la dieta o retirar los carbohidratos? La respuesta obvia es retirar de la dieta lo que está inflamando el endotelio. La respuesta de las farmacéuticas es echarle la culpa al sodio, retirar el sodio de la dieta y permitir que el paciente siga comiendo carbohidratos, para así poder recetarle un medicamento de por vida que no curará la enfermedad, pero evitará una muerte más rápida. Este negocio mantiene a 1400 millones personas con hipertensión en el mundo y sin riesgo de sanar.

Por esta razón la hipertensión y la diabetes tienen el mismo nexo causal: el carbohidrato que daña el endotelio arterial. La hipertensión se considera un estado prediabético, entonces tenemos el 25 % de la población mundial adulta en prediabetes y diabetes, el 40 % en hipertensión y, si lo miramos al revés, el 60% de todos los diabéticos del mundo son hipertensos. Todo está unido y hasta ahora te estás haciendo una idea en tu cabeza. Las élites lo saben, los médicos no quieren saberlo y a los pacientes lo único que les importa es que les den un medicamento para controlar los números, mientras la enfermedad sigue su curso sin piedad.

Así, diabetes e hipertensión arterial tienen el mismo denominador común: el aumento de insulina derivado de comer carbohidratos. Por esta razón se han comenzado a hacer estudios tanto con dietas bajas en carbohidratos y con dietas muy bajas en carbohidratos, que buscan bajar los niveles de insulina y por ende disminuir la activación de sistemas que aumentan la presión arterial, como el sistema renina-angiotensina-aldosterona, que ha logrado no solo que el paciente baje de peso, sino que pueda revertir su diabetes y, en un 22 %, bajar o incluso dejar la medicación para hipertensión.[61] Solo existe una estrategia que logra disminuir la inflamación sistémica, atacar los riesgos principales para morir de un infarto del miocardio o del cerebro y prevenir la falla renal. Según la Mayo Clinic, por cada 65 gramos de carbohidratos adicionales que se consumen al día se aumenta el riesgo de enfermedad coronaria en un 44 %. Entonces, la mejor estrategia para cuidar el endotelio, prevenir y revertir la hipertensión arterial y la diabetes siempre será una dieta baja o muy baja en carbohidratos.

Cómo se forman los cálculos renales

El riñón es un órgano que tiene funciones primordiales, pero entre ellas no está la de formar cálculos. Son la alimentación y el estilo de vida las que llevan a que los riñones los produzcan. Un cálculo renal es una piedra que se forma en el riñón o en las vías urinarias, y por lo general está formado por fosfato, carbonato de calcio o ácido úrico, sustancias que se encuentran en la orina. Cuando los cálculos tienen más de 5 mm producen síntomas, que

---

61 Unwin, D. J., Tobin S. D., Murray S. W. *et al*. Substantial and sustained improvements in blood pressure, weight and lipid profiles from a carbohydrate restricted diet: An observational study of insulin resistant patients in primary care. *Int J Environ Res Public Health*. 26 de julio del 2019;16(15):2680. doi: 10.3390/ijerph16152680. PMID: 31357547; PMCID: PMC6695889.

pueden ser dolor o sangrado. Si estas sustancias se encuentran en la orina, ¿por qué hay unas personas que producen cálculos y otras no? Para que se produzcan los cálculos debe haber un fenómeno inflamatorio que propicie que las sustancias se unan, se cristalicen y formen piedras; por lo tanto, este fenómeno es propio de personas obesas, hipertensas, diabéticas o con resistencia a la insulina. La mayoría de cálculos están formados por calcio y se generan en circunstancias que aumenten el calcio en la orina, como los bajos niveles de vitamina D en la sangre y no tomar el sol (que son procesos que obligan al calcio a salir de los huesos), así como el consumo de suplementos de calcio y la deshidratación (es decir, el bajo consumo de agua y sodio). El 85 % de los cálculos son de calcio. Cabe reiterar que no están conformados por sodio, es decir, la sal no produce cálculos. En un 10 %, los cálculos son de ácido úrico y se presentan en personas que tienen resistencia a la insulina, comen un exceso de carbohidratos y de frutas, consumen alcohol y se dejan deshidratar. Por esto, después de la inflamación sistémica y la resistencia a la insulina, la deshidratación es un fenómeno importante para que los cristales se decanten y se puedan unir para formar las piedras. El ácido úrico alto no se presenta por comer carne. Una persona con niveles altos de ácido úrico indica un muy mal estilo de vida. Por lo general las personas presentan esto cuando tienen resistencia a la insulina, inflamación sistémica, posiblemente obesidad, y viven alejados del sol, con estrés y con los ritmos circadianos rotos. El ácido úrico alto, con o sin gota, es un predictor de enfermedad cardiovascular y mortalidad por infarto. El 50 % de los pacientes que tienen ácido úrico alto y gota van a desarrollar cálculos renales. Y déjame decirte que el tratamiento del ácido úrico alto no tiene nada que ver con dejar la carne; ese es solo el maquillaje de la enfermedad. La única forma de bajarlo es dejar los carbohidratos, eliminar la fruta y el alcohol, bajar la resistencia a la insulina y disminuir la inflamación sistémica. Solo así baja ese indicador y se mejora el metabolismo. El ácido úrico alto denota un metabolismo que se encuentra muy mal y es una campanada de alerta que indica que se debe cambiar de vida con urgencia, porque la enfermedad y la muerte están tocando a la puerta.

Conclusiones

El riñón no puede ser un órgano olvidado, porque cuando entra en falla renal deja muy claro que la vida no vale un centavo sin él. Es el encargado de la homeostasis de los líquidos del cuerpo, los electrolitos, y también de la acidez de la sangre y la osmolaridad del plasma. Es un órgano que ayuda a controlar la tensión arterial, produce hormonas importantes como la vitamina D (la reina del sistema inmune) y la eritropoyetina para formar los glóbulos rojos que transportan el oxígeno. Es tan imprescindible, que es de los pocos órganos, como los ojos, los oídos y los pulmones, que tenemos dobles, pero no para jugar con él a la ruleta rusa, sino para que cuando en la vejez comience a disminuir la función renal podamos tener una reserva, o también para que podamos donarlo en caso de que un hijo o un familiar lo necesite.

Hoy hay 850 millones de personas en el mundo con algún grado de falla renal, la cual inexorablemente va a evolucionar a falla renal terminal. Además, en la actualidad hay 5 millones de personas en diálisis y 7 millones de personas mueren al año por no poder acceder a diálisis o trasplante.[62]

La enfermedad renal no solo te quita la vida, sino que el acceso a diálisis es costosísimo, y si no tienes dinero o seguro, o

62 https://www.worldkidneyday.org/wkd-2019-spanish/

acceso a un centro de salud que ofrezca el procedimiento, te condena a morir de forma rápida. Sin embargo, el riñón es muy fácil de cuidar. Su peor enemigo es la resistencia a la insulina, porque el 90 % de los casos de falla renal están ligados a la diabetes y la hipertensión arterial. Desafortunadamente, esta enfermedad no se puede revertir una vez instaurada, pero sí se puede prevenir en un 90 % si dejas los carbohidratos en tu día a día o comes para sanar, muy bajo en carbohidratos.

Recuerda, aquí lo importante no es una glicemia en ayunas por debajo de 100, sino una glicemia después de comer de entre 100 y 120 mg/dl o menor, porque es la hiperglicemia después de comer la que daña el endotelio de las arterias y enferma. Asimismo, si estás en los inicios de la enfermedad, solo con proteinuria y niveles de creatinina por debajo de 1,8 mg/dl puedes dejar todos los carbohidratos y comenzar a comer para sanar, lograr revertir la hipertensión y la diabetes, y así poder frenar o hacer más lento el daño, para que nunca llegues a necesitar una terapia de diálisis y mucho menos un trasplante.

Bibliografía

Andreu-Periz, D. *et al*. La supervivencia de las personas sometidas a diálisis. *Enferm Nefrol*. 2013;16(4).

Crews, D. C. *et al*. Carga, acceso y disparidades en enfermedad renal. *Nefrología*. Enero-febrero del 2020;40(1):4-11.

López, V. *et al*. Resultados globales del trasplante renal. *Nefrología al día*. 13 de agosto del 2021, en https://www.nefrologiaaldia.org/es-articulo-resultados -globales-del-trasplante-renal-58.

McCarron, D. A. What determines human sodium intake: Policy or physiology? *Adv Nutr*. Septiembre del 2014;5(5):578-584.

Mente, A. *et al.* Associations of urinary sodium excretion with cardiovascular events in individuals with and without hypertension: Apooled analysis of data from four studies. *Lancet.* 30 de julio del 2016;388(10043):465-475.

Messerli, F. H. *et al.* Sodium intake, life expectancy, and all-cause mortality. *Eur Heart J.* 1.º de junio del 2001;42(21):2103-2112.

Unwin, D. J. *et al.* Substantial and sustained improvements in blood pressure, weight and lipid profiles from a carbohydrate restricted diet: An observational study of insulin resistant patients in primary care. *Int J Environ Res Public Health.* 26 de julio del 2019;16(15):2680.

CAPÍTULO 8

El sistema gastrointestinal y la microbiota

El aparato digestivo se compone de todos los órganos encargados de la digestión, es decir, la transformación de los alimentos para que puedan ser absorbidos por la sangre. En últimas, lo que busca es que, a través de enzimas producidas por él, los carbohidratos, las grasas y las proteínas se transformen en unidades sencillas para ser absorbidas. Pero este proceso depende de las pequeñas buenas decisiones que tomes al meter un alimento en tu boca y puede llevarte a vivir para sanar o vivir para enfermar. Todo inicia en el intestino, tanto la salud como la enfermedad, y también depende del buen uso que le des a tu hígado.

Paola era una profesional exitosa de 38 años, divorciada, cabeza de familia y con dos hijos. Madrugaba todos los días a preparar las loncheras de sus hijos y alistarlos para ir al colegio. Luego salía a trabajar una jornada completa como gerente de una sucursal bancaria. De un momento para otro comenzó a presentar distensión y dolores abdominales, tipo retorcijón, malestar que terminaba con diarreas profusas y urgentes, que incluso muchas veces no le daban tiempo de llegar al baño. Al principio le pareció algo normal y pensó que quizá se trataba de una infección estomacal, y fue al médico para manejar el tema. Él le recetó un antibiótico y un antidiarreico, y le mandó a hacer exámenes de sangre y coprológico. Los exámenes resultaron normales, pero a pesar de sentir una mejoría durante dos semanas, luego volvió a presentar los mismos síntomas. Los dolores abdominales, que eran muy fuertes y se daban siempre después de comer, solo se calmaban cuando iba al baño. Así como por momentos presentaba diarreas tremendas, también había semanas en las que presentaba estreñimiento severo. Pero en cualquiera de los casos, ella solo sentía alivio al hacer una deposición. Como esa era la única manera como sentía algún alivio, se volvió una adicta a ir al baño.

Ya habían pasado cinco meses y la molestia no cedía, incluso se había puesto peor. La diarrea crónica que sufría era tan grave que había optado por usar pañal para evitar accidentes. Volvió al médico, quien la remitió al gastroenterólogo. Después de una endoscopia y una colonoscopia, el especialista le aseguró que, aunque presentaba algo de inflamación, nada salía de los parámetros normales y que su condición no presentaba inflamación severa, úlceras ni pólipos, por lo que le aseguró que no sufría ni una colitis ulcerativa ni enfermedad de Crohn, ni tampoco un cáncer, y le dijo que no tenía de qué preocuparse.

Pero a pesar de no presentar un cuadro que el "gastro" considerara "de gravedad", ella vivía una situación desesperada pues tenía un miedo constante a tener un accidente en público. Salió de la consulta con una larga fórmula médica que contenía antiespasmódicos, antidiarreicos, antiinflamatorios, analgésicos, probióticos y prebióticos. Aunque al inicio del tratamiento los síntomas disminuyeron un poco, muy pronto volvieron a estar igual que antes. El diagnóstico en este momento era de colon irritable, o lo que llaman un síndrome de intestino irritable, que es cuando el colon se irrita ante cualquier estímulo alimenticio, se contrae de manera desordenada y genera una diarrea incontrolable. El especialista le aseguró que no se trataba de un tema fisiológico y que era un malestar muy frecuente del que sufría una de cada seis personas en el mundo. También le aseguró que ese cuadro solía estar muy relacionado con el estrés y por cuenta de eso la remitió a psiquiatría.

El diagnóstico del psiquiatra luego de atenderla es que la veía un poco deprimida, por lo que le recetó un antidepresivo. Tengamos en cuenta que para ese momento ella ya estaba tomando seis medicamentos diarios, y que con el psiquiátrico la cuenta subió a siete. A partir de entonces su condición empeoró; además del pañal y la angustia, comenzó a tener distensión abdominal severa con gases muy frecuentes, olorosos y prolongados, que le hacían difícil poder estar en la oficina durante la jornada laboral. Además, sus compañeros, que ya se habían dado cuenta de algunos aspectos obvios de su situación, no querían acercarse a su oficina, y ese rechazo generalizado la llevó a una depresión aún más profunda.

La situación se hizo tan inmanejable, que ella decidió pedir una licencia no remunerada de tres meses para poder lidiar con el estrés, la angustia y lograr tomar de nuevo las riendas de su vida. Su malestar no le permitía estar en comunidad, tener una vida social o siquiera ir a trabajar con tranquilidad. Pero pensar en renunciar no era una opción: sus hijos dependían por completo de ella.

Fue al inicio de su licencia que sin quererlo y sin buscarlo descubrió a un médico loco, extravagante y gritón en TikTok, que hablaba de manera un poco desagradable acerca de los gases y el colon irritable. Aunque le molestó la manera en que ese médico se expresaba, lo que decía en ese video y la explicación de los síntomas reflejaba de manera exacta lo que ella estaba viviendo hacía meses. A quien descubrió Paola en ese video fue al Doctor Bayter, el mismo que está escribiendo estas líneas. Allí explicaba que la única forma en que se producen gases que luego se expulsan por el ano es que las bacterias del colon fermenten los carbohidratos, cualquier carbohidrato, como la fibra, los almidones, los azúcares o las frutas. Ni las grasas y mucho menos las proteínas producen gases. Además, proponía un tipo de dieta desarrollada por la Universidad de Monash en Melbourne, Australia,[63] que se llama la dieta baja en Fodmap, o sea baja en oligosacáridos, disacáridos, monosacáridos y polioles fermentables, que "restringe" todos los carbohidratos como vía de sanación del intestino irritable. Ante la desesperación, Paola decidió empezar a comer para sanar su intestino y su cuerpo. Abandonó todos los carbohidratos en su alimentación y a partir del quinto día ya prácticamente no producía gases. Al final del primer mes, ya no tenía diarrea; todo lo contrario: comenzó a presentar estreñimiento severo. Pero esto a ella no le importó, porque después de tener diarrea sin control de esfínteres, era una dolorosa bendición no tener que ir corriendo al baño todo el tiempo. Al tercer mes, habían desaparecido su distensión y sus dolores abdominales. Había iniciado un camino de cambio en su microbiota, de sanar la permeabilidad intestinal y, en últimas, de volver a tener vida, porque ella estaba prácticamente aislada y muerta en vida. Al tercer mes regresó feliz a su trabajo y era otra mujer, feliz, arrolladora y nueva. Todo cambió al dejar toda la comida que la enfermaba. Recuerden que la enfermedad solo entra por dos puntos al cuerpo: los intestinos y los pulmones. Si de verdad quieres sanarte, debes estar dispuesto a dejar lo que te enferma. Eso hizo Paola.

---

63 *The Monash University low Fodmap diets.* Melbourne: Monash University. En: https://www.monashfodmap.com/

El tubo digestivo

El tubo digestivo está compuesto por un conjunto de órganos encargados del proceso de digestión, es decir, de la transformación que sufren los alimentos para ser absorbidos del intestino a la sangre, para luego ser utilizados por las células. La función del tubo digestivo no es producir materia fecal; todo lo contrario, es aprovechar el máximo los nutrientes y entregarlos a la célula para producir vida. El proceso es simple y se resume en transformar las grasas, las proteínas y los carbohidratos que comemos en sustancias pequeñas, básicas y sencillas, gracias a diferentes enzimas, para que sean absorbidos y transportados a la sangre.

De la boca al ano, el tubo digestivo tiene 11 metros de longitud. Los alimentos que entran a la boca son triturados por los dientes y, con ayuda de la saliva y sus enzimas, comienza el proceso digestivo, pues se forma un bolo alimenticio que puede ser tragado y que luego baja por el esófago hasta el estómago. La función del esófago es separar el terrible medio ácido del estómago de la boca, pues los ácidos gástricos quemarían la boca y derretirían los dientes. En el estómago se lleva a cabo el proceso básico de la digestión. Gracias al ácido clorhídrico que se secreta en ese órgano, se crea un impresionante medio irritante en donde todo lo que era sólido se convierte en líquido y el 99 % de las bacterias de los alimentos mueren, pues este medio es insostenible para cualquier organismo vivo. Por esto es muy importante mantener la acidez del estómago, como primera barrera de defensa del cuerpo ante las bacterias que entran por la boca. Aquí también se producen enzimas encargadas de degradar las proteínas, como el pepsinógeno. Del estómago sale un bolo licuado que se llama quimo y que entra al intestino delgado. Allí en los 7 metros que tiene ese órgano digestivo, el cuerpo absorbe todos los nutrientes vitales que necesita de los alimentos. Tan pronto entra el quimo ácido al intestino, convergen en el duodeno los conductos por lo que el páncreas, el hígado y la vesícula biliar envían sus secreciones para mezclarse con el quimo, y así, a través de enzimas producidas en estos órganos, como lipasa, amilasa y proteasa, degradar las proteínas en aminoácidos, los triglicéridos en ácidos grasos libres y los carbohidratos en unidades simples de glucosa. Es de esta manera como los nutrientes quedan listos para ser absorbidos por el epitelio intestinal que los enviará a las células. El intestino delgado posee una capa muy estrecha de células epiteliales que no permiten el paso de bacterias y sustancias tóxicas a la sangre, como el gluten, las toxinas, los químicos, los hongos y las macromoléculas, que podrían enfermarnos de manera grave si llegaran a entrar al torrente sanguíneo. Al epitelio del intestino lo tapiza un inmenso césped de bacterias, las cuales viven en una sana simbiosis con nuestro ecosistema. Tenemos el doble de bacterias en el intestino que células en el cuerpo. Son más de 2000 especies bacterianas que conviven en armonía y protegen el epitelio para que no se separe y deje pasar sustancias, fenómeno que se conoce como permeabilidad intestinal. Estas bacterias, que conforman un universo muy particular llamado la *microbiota*, desempeñan un papel muy importante en la absorción de nutrientes y forman un complejo ecosistema que se autorregula y se mantiene en un tenso equilibrio. Para cada grupo de alimentos hay un grupo de bacterias. Están las que digieren los carbohidratos y los fermentan, que son las responsables de la producción de gases, y del olor característico de los gases y de las heces. Las personas que no comen carbohidratos tienen otro tipo de bacterias, más sanas y que no producen gas. En realidad, el tipo de bacterias que cada persona tiene en su intestino lo dicta la alimentación, el uso de antibióticos y el estrés.

Hoy en día se usa mucho el término "permeabilidad intestinal", pero son pocas las personas que lo entienden. Lo cierto es que ahí se da el inicio de muchas enfermedades autoinmunes. El epitelio recubre el intestino y es una única capa de células que recubre toda la mucosa de este órgano y que, si se extendiera, daría un tamaño de unos 500 metros cuadrados. Es la mayor barrera de protección del cuerpo con el exterior y, por lo tanto, es la mayor barrera inmunológica. Estas células epiteliales se llaman enterocitos y se pegan a través de unas uniones intercelulares que dejan pasar selectivamente nutrientes esenciales y minerales para el cuerpo. Por encima de los enterocitos hay una capa de anticuerpos, específicamente inmunoglobulina A, que sirve de primera línea de defensa, encima está el moco, y todo eso lo recubre el césped de bacterias o microbiota. Eso quiere decir que, para dañar el enterocito y causar permeabilidad intestinal, primero hay que dañar la microbiota y el moco, y luego atacar los enterocitos. Los principales causantes de ese daño son el exceso de carbohidratos, la comida procesada, algunos patógenos bacterianos y virus, los antibióticos, los metales pesados y el estrés. Pero esta barrera epitelial puede abrirse un poco más o cerrarse dependiendo de las necesidades nutricionales, y por eso se dice que la barrera es dinámica. Esto lo hace una proteína que es producida por el propio intestino y que se llama zonulina, y su acción puede ampliar de manera reversible las uniones estrechas de los enterocitos. Recordemos que esta membrana está hecha para que no pase del intestino a la sangre lo que no debe pasar: tóxicos, metales pesados, bacterias y proteínas grandes sin digerir, como el gluten. Pero es precisamente el gluten el que puede dañar el enterocito y causar aumento de zonulina, lo que ocasiona la ruptura de esta membrana protectora. Esta proteína —al igual que la gliadina del trigo, la cebada y el centeno, o la zeína del maíz— entra en la sangre y como es una proteína que el cuerpo reconoce como extraña, crea una respuesta inmune para atacarla. Como el gluten es una proteína parecida a algunas otras que están en el organismo, termina atacando células y órganos como la tiroides, las articulaciones y las células cerebrales, entre muchas. Cuando una persona presenta algunos síntomas, solos o asociados, como distensión abdominal frecuente, gases, diarrea, dolor abdominal, dolor de cabeza frecuente, fatiga crónica, acné, psoriasis, dermatitis, dolores articulares o musculares, alergias alimentarias, depresión y gripas a repetición, se puede asumir que tiene el intestino permeable. Como ya dije, el intestino y el pulmón son la puerta de entrada de todas las enfermedades, por eso un intestino sano es la piedra angular de la salud. Una alteración en la permeabilidad intestinal implica el posible desarrollo de las siguientes enfermedades: celiaquía, diabetes tipo 1, artritis reumatoidea, espondilitis anquilosante, enfermedad de Crohn, lupus, cánceres (particularmente los de mama, pulmón, leucemia, próstata, hígado y páncreas) y enfermedades del sistema nervioso central, como la esclerosis múltiple, la esquizofrenia y el autismo, entre otras.

Como en el caso de Paola, hay muchas enfermedades del intestino delgado o grueso que se generan por intestino permeable, tales como el colon irritable, la enfermedad de Crohn y la colitis ulcerativa idiopática. Pues les tengo una noticia: el intestino permeable se puede reparar, pero necesita de seis meses a un año, porque no se trata solo de reparar las uniones interepiteliales y producir nuevos enterocitos, sino de mejorar la mucosa intestinal y construir un nuevo césped encima del epitelio, es decir, una nueva microbiota. Esto requiere de varias acciones simultáneas:

1. La primera acción reparadora ante cualquier enfermedad intestinal es retirar el gluten de la dieta: el trigo, la cebada, el

centeno, la avena y el maíz. Junto a esto también deben evitarse todas las harinas, los postres, los ponqués, las tortas, las tortillas, las arepas, las empanadas, etc.

2. Dejar toda la comida procesada y con químicos
3. Dejar el azúcar
4. Dejar todos los edulcorantes naturales o artificiales que dañan la microbiota
5. Dejar los Fodmap, es decir los oligosacáridos, los disacáridos, los monosacáridos y los polioles fermentables. Esto, palabras más o palabras menos, quiere decir retirar todos los carbohidratos de la dieta, incluso los polioles, como el eritritol, el xilitol, el maltitol y otros como la inulina, los almidones e incluso la fibra. Esto incluye la glucosa, la fructosa (las frutas), la lactosa (las leches), los fructosanos, los galactanos (que se encuentran en los fríjoles y las legumbres) y los edulcorantes.
6. Dejar el alcohol
7. Hacer ejercicio
8. Gestionar bien el estrés

Reparar el intestino requiere dejar de inflamarlo. Aunque las que doy son recomendaciones sencillas, no son fáciles de aplicar por la adicción que generan los carbohidratos en nuestra vida. Carbohidratos en exceso, con gluten o sin gluten, son sinónimo de daño intestinal, y por eso la mayoría de enfermedades intestinales comienzan a sanar y se modulan al dejar todos los carbohidratos. Cuando se logra reparar el epitelio intestinal, y por ende la permeabilidad intestinal, después de un año de aplicar las ocho maniobras que planteé más arriba se logra el inicio de la sanación y de un nuevo sistema inmune. Es realmente impresionante cómo un intestino sano deja pasar todos los nutrientes esenciales para la vida, sin permitir el paso a la sangre de ningún patógeno o químico dañino.

El intestino es tan importante, que tiene su propio sistema nervioso, el cual coordina todas las funciones digestivas y la homeostasis intestinal, a partir de la liberación de neurotransmisores como la serotonina. Por eso, intestino, emociones y felicidad siempre van unidos. Este sistema nervioso entérico está muy bien organizado, cuenta con su propia red de neuronas y de células de soporte que se agrupan en ganglios, y está interconectado de forma perfecta con el sistema nervioso central, y este, a su vez, con las células de recubrimiento del intestino para regular respuestas no solo neuroendocrinas de felicidad o depresión, sino también inflamatorias e inmunes. Por eso el sistema nervioso central y las emociones son las primeras que sufren con la enfermedad intestinal y el daño de la microbiota y la permeabilidad intestinal.

Quiero hablar un poco más de la microbiota, porque es un tema fundamental para entender la enfermedad intestinal y su recuperación. La microbiota está conformada por una compleja interacción de diferentes especies de bacterias y hongos que consiguen un desarrollo mutuo, a lo cual se le llama simbiosis. Estas más de 100 billones de bacterias, que apenas pesan 200 gramos, ayudan a la digestión, producen vitaminas como la K y la B12 y nos protegen de la colonización de bacterias malas. Es lo que llamo un césped que se siembra sobre la tierra de tu jardín, que protege la arena, pero además protege tus pies. Si la tierra fuera la mucosa intestinal, el césped serían las bacterias que recubren esa mucosa para protegerla. Los microorganismos más comunes en la microbiota son el estafilococo, el *E. coli* y la cándida. Todos son patógenos oportunistas, pero cuando están cada uno en su justa proporción, pueden convivir sin hacerse y sin hacernos daño.

Mientras que nuestra piel, boca, cavidades e intestinos están repletos de bacterias, nuestros órganos internos son 100 % estériles y eso se logra gracias a la barrera que ejercen la microbiota y el epitelio, además del sistema inmune que está haciendo ronda para que en el preciso momento en que por el pulmón o por el intestino entre una bacteria sea rápidamente aniquilada con un poder arrasador. Pero el 70 % del sistema inmune depende del ácido del estómago (al que cada vez más queremos acabar) y de la microbiota. La alteración de la microbiota se llama disbiosis y cuando esto sucede permite el sobrecrecimiento de una bacteria en particular, como el estafilococo, que puede hacernos daño. A este sobrecrecimiento bacteriano del intestino delgado se le denomina SIBO. Y, oh sorpresa, esta alteración de la microbiota se produce por lo general por un exceso de carbohidratos, de azúcares refinados, de comida procesada, de gluten, así como el uso de antibióticos y el estrés.

Las enfermedades del tubo digestivo
Los gases o flatulencias

Esta es la enfermedad más frecuente del tubo digestivo. No es normal, desde un punto de vista de la salud, tener gases todo el día y a toda hora, más si estos interfieren con nuestras capacidades de socialización y con la vida en comunidad. Los gases son sinónimo de consumo de carbohidratos, pues solo se forman por la fermentación bacteriana de los azúcares no digeribles, que normalmente son disacáridos.

Empecemos por los granos. Una semilla pequeña, dura y seca se considera un grano. Estos son carbohidratos especialistas en producir gases. Aquí tenemos los granos de cereales, miembros de la familia gramínea como el maíz, la avena, la cebada, el centeno, el arroz, el trigo, la quinua, la chía y el amaranto, que están repletos de almidón. Pero también están los granos de las legumbres que son miembros de las familias de los guisantes y que pueden tener un poco más de proteínas, pero siguen siendo carbohidratos, como el garbanzo, el fríjol, las habas, la lenteja, la soya y las judías. Además, no podemos olvidar a las semillas oleaginosas, que se llaman así porque de ahí extraemos aceites vegetales inflamatorios, ricos en ácidos grasos omega 6, como son el girasol, el cártamo, el lino, el cáñamo, etc.

Todos los granos están compuestos en más de un 50 % por carbohidratos, es decir que esencialmente son carbohidratos, como la papa, la batata, la yuca, es decir que están repletos de polisacáridos, azúcares complejos y almidones.

Todos los granos tienen exceso de azúcares no digeribles, entonces pasan al colon sin haber sido digeridos, sobre todo la fibra, así que las bacterias fermentan estos azúcares y de ahí se forma el gas. Por eso la base de una dieta antiinflamatoria intestinal se basa en eliminar todos los carbohidratos. Incluso en pacientes con enfermedad de Crohn, colitis ulcerativa idiopática y enfermedad inflamatoria intestinal, la dieta ideal es una dieta baja en carbohidratos o en la cual se eliminen los Fodmap.[64] Como ya dijimos, estos son oligosacáridos, disacáridos, monosacáridos y polioles que pueden ser fermentados por las bacterias intestinales, es decir, son carbohidratos de cadena corta, azúcar, almidones o frutas, básicamente todos los carbohidratos de la dieta. Los alimentos más ricos en Fodmap son los granos, las legumbres, las semillas, las harinas, los lácteos, las frutas, la miel, el jarabe de maíz, las frutas con semillas y la fibra, pero también algunas verduras como el ajo, la cebolla, el repollo, la coliflor,

---

64 Monash University, *op. cit.* Australia.

el brócoli, los espárragos y también los tubérculos (es decir todos los alimentos que crecen bajo la tierra, como la zanahoria, los rábanos y las papas).

Las legumbres son especialmente ricas en dos azúcares oligosacáridos: la rafinosa y la estaquinosa. Estas son moléculas que el intestino delgado no logra digerir y por lo tanto llegan intactas al colon, en donde les dan un festín de fermentación a las bacterias del colon, que después de comerlas, producen hidrógeno, dióxido de carbono y metano, es decir gases con olor a aguas termales. Eso es lo que les ocurre a muchos al comer fríjoles o garbanzos, que son alimentos prohibidos para quienes buscan la sanación gastrointestinal.

Gastritis

Después de la aspirina, para el dolor, y las estatinas, para bajar el colesterol, los antiácidos o medicamentos para la gastritis, como el omeprazol, son los más vendidos en el mundo. Esto quiere decir que el dolor de cabeza, la gastritis y el colesterol alto son las enfermedades prevalentes en la humanidad. Pero aclaro, el colesterol alto no es una enfermedad, pero si una fuente inmensa de ganancias para las farmacéuticas.

La gastritis es la pérdida inflamatoria del revestimiento del estómago, o sea de su epitelio. Esto quiere decir que es una enfermedad inflamatoria, que tiene causas, que son pocas, pero que la mayoría se resiste a dejarlas por considerarla un mal menor. Pero, ojo, la gastritis no es un mal menor, es el inicio de casi todas las demás enfermedades y no se sana con medicamentos, sino dejando de consumir aquello que la generó. Al ser una enfermedad inflamatoria, las condiciones que producen mediadores inflamatorios, como el sobrepeso y la obesidad, la inician y la perpetúan. La primera causa para que se genere una gastritis es el uso indiscriminado de analgésicos, antiinflamatorios y antibióticos. Por eso un manejo acertado de esta condición debe eliminar el consumo de todos los antinflamatorios no esteroideos y esteroideos, como el ácido acetilsalicílico, los derivados del ácido propiónico (ibuprofeno y naproxeno) y otros, como el diclofenaco. Es decir, se deben eliminar todos esos medicamentos que las personas usan de manera libre e indiscriminada para combatir el dolor. La segunda causa de este malestar gástrico es el consumo de alcohol, incluso si es solo una copa de vino a la semana. Las demás causas son el consumo de gluten, las infecciones por *Helicobacter pylori*, el estrés, las enfermedades autoinmunes, como la diabetes, la de Hashimoto, el lupus y el tabaquismo. Pero hay otras condiciones que la acentúan, como comer mucho y muchas veces al día, al contrario de lo que se cree popularmente. Así que el tratamiento no es solo dar antiácidos, pues eso no hace más que disminuir los síntomas y mantener al paciente atado a los medicamentos de por vida. El tratamiento que se debe realizar es una dieta antiinflamatoria que retire el consumo de azúcares, harinas, gluten, analgésicos, alcohol y obligue a disminuir el estrés. Más adelante les hablaré de las infecciones por *Helicobacter pylori*.

Recordemos que nuestro estómago es un saco especializado en producir ácido clorhídrico, lo cual hace que mantenga un pH muy ácido y este medio es la base de la digestión, del sistema inmune y de la producción de moco que protege el epitelio. A mayor acidez, mayor producción de moco, mejor digestión y mejor sistema inmune, porque este ácido destruye el 99 % de las bacterias que entran por tu boca. Por eso el principal error en el tratamiento de la gastritis es eliminar la producción de ácido, especialmente con medicamentos como el bicarbonato de sodio, que mejora los síntomas pero que produce más daño al estómago en el largo plazo. Así que, en vez de frenar o mitigar el ácido del estómago, el manejo debe ser aumentar el moco y mejorar el epitelio.

El *Helicobacter pylori* es una bacteria en forma de espiral a la que le encanta vivir en el medio ácido y por eso anida exclusivamente en el epitelio del estómago. No es la causante de la gastritis como tal, pero cuando se destruye la mucosa del estómago, por las causas que ya vimos, y se disminuye el medio ácido al usar bicarbonato o medicamentos como el omeprazol, aprovecha y se reproduce, se perpetúa y ayuda a la destrucción del moco para convertir una gastritis aguda en crónica, lo que incluso puede llegar a desembocar en un cáncer de estómago. Por esto, hoy, el de estómago es uno de los cinco cánceres más frecuentes en el mundo y en algunos casos está asociado con gastritis crónica por infección de helicobácter. Reitero: el helicobácter no es la causa del cáncer, sino el que convierte una enfermedad inflamatoria, como la gastritis, en crónica. Por esta razón hoy no se recomienda hacer una biopsia del estómago en un paciente sano, pero sí en todo paciente con síntomas de gastritis.

Seguramente me quieres hacer la pregunta de si debes iniciar un tratamiento con antibiótico si tienes *Helicobacter pylori*. Bueno: acá va mi respuesta. Si tienes gastritis y el dolor es de tipo ardor, que es el síntoma típico, debes hacer un tratamiento inicial de 5 a 8 días con antiácidos, mientras comienzas la restitución de la mucosa, para lo cual necesitas eliminar todos los carbohidratos de tu dieta, en especial las harinas, los azúcares, los granos, las leguminosas y las semillas, pero también el alcohol, el cigarrillo, los antinflamatorios y el estrés. Reponer la mucosa gástrica y el epitelio puede requerir de entre 4 a 6 meses, pero esto no se llevará a cabo sin la disminución de la población de la *Helicobacter pylori*, si la biopsia gástrica tomada previamente refleja presencia de esta bacteria. Para eso es necesario tomar antibióticos durante 15 días (que siempre deben ser recetados por un médico) y también, durante esos mismos días, inhibidores de la bomba de protones (como el omeprazol o el lanzoprazol), pues es una terapia de choque importante. Sin embargo, el tratamiento definitivo es el que se debe hacer en los 4 meses siguientes: eliminar de la vida diaria todo lo que daña el epitelio, mientras el cuerpo solito forma de nuevo epitelio y moco gástrico.

Enfermedad inflamatoria intestinal grave: enfermedad de Crohn y colitis ulcerativa idiopática (CUI)

Ambas patologías se consideran enfermedades inflamatorias intestinales crónicas y graves, que producen úlceras y sangrados. No se consideran enfermedades autoinmunes, porque no están relacionadas con el sistema de defensa sanguíneo, pero en ambas sí hay una alteración regional del sistema inmune. Mientras la enfermedad de Crohn ataca la pared completa del sistema gastrointestinal, la colitis ulcerativa idiopática afecta solo la mucosa. Ambas pueden presentarse con los mismos síntomas: dolor abdominal, diarrea, incontinencia fecal, fatiga, sangrado en las heces y anemia, y en muchos casos se pueden asociar con enfermedades autoinmunes.

En el caso de la enfermedad de Crohn, la enfermedad inflamatoria puede afectar cualquier parte del tubo digestivo, desde la boca hasta el ano, pero es más común en la parte distal del intestino delgado. En cambio, la colitis ulcerativa idiopática solo afecta la mucosa. Es una enfermedad inflamatoria crónica que causa inflamación y úlceras, pero solo en el colon y en el recto. En ambas dolencias hay un cambio en la microbiota, un desbalance del sistema inmune, pérdida de moco y pérdida de epitelio, o sea permeabilidad intestinal, inflamación y sangrado. Los síntomas de ambas pueden ser iguales, por eso la única manera de hacer un diagnóstico adecuado es a partir de una colonoscopia en pacientes sintomáticos y la toma de una biopsia del área afectada. A veces la enfermedad avanza tanto y afecta tanto el intestino, que puede ameritar una resección intestinal (es decir que se extirpe un pedazo del intestino a través de una delicada cirugía). Si la enfermedad no es tan avanzada, el tratamiento en ambas es el mismo: retirar todos los Fodmap, o sea todos los carbohidratos, eliminar el gluten, hacer ayunos, hacer ejercicio, disminuir el estrés y alinear los ritmos circadianos a través del contacto diario con el sol.

El hígado

Todos los órganos del cuerpo son importantes y uno de los grandes errores de la medicina moderna ha sido tratar a cada uno por separado, al subespecializar la profesión médica a partir de los órganos y hacer que cada médico trate la enfermedad de partes independientes, cuando el malestar de un órgano o sistema rompe el balance de los demás. En la medicina no existen dos enfermedades en una sola persona; en realidad es una sola enfermedad que daña el balance de todos los sistemas en la misma persona. Por esta razón, si una mujer tiene una enfermedad intestinal por comer gluten y además presenta fibromialgia, artritis reumatoidea, hígado graso, obesidad, es hipertensa y tiene depresión severa, probablemente la estén tratando cinco médicos distintos al tiempo. El gastroenterólogo, por su enfermedad inflamatoria intestinal; el reumatólogo, para la artritis y la fibromialgia; el hepatólogo, para el hígado graso; el internista, por la hipertensión, y el psiquiatra por la depresión. Pero todo su malestar en verdad comenzó en el intestino, por comer carbohidratos y gluten. Si a esa mujer se le retiran los carbohidratos de la dieta, entre ellos el gluten, se mejorará su intestino, sus emociones cambiarán, su enfermedad autoinmune se modulará, bajará de peso, su hígado graso se curará y su hipertensión se revertirá. Todo con una simple estrategia que nos quieren esconder. Eso es lo que han logrado la subespecialización de la medicina y la industria farmacéutica: fragmentar el cuerpo humano y con él la salud del mundo.

Lo mismo pasa con el hígado. No hay un órgano más importante que el otro. El cerebro y el corazón no son más importantes que el hígado, porque sin él no habría vida, ni regulación hormonal, ni metabolismo, nuestra sangre se intoxicaría y moriríamos. En últimas, sin hígado no hay vida. El hígado tiene múltiples funciones y es muy fácil cuidarlo, pero hoy una de cada tres personas decidió matarlo, pues un tercio de la población mundial tiene hígado graso, es decir que están cambiando las células hepáticas por grasa, que luego se convertirá en fibrosis hepática, cirrosis y cáncer. Una persona puede ser delgada, musculosa y verse bonita por fuera, pero si su hígado no funciona bien es como tener una casa linda por fuera pero llena de mugre, cucarachas, podredumbre y alimañas por dentro, que la hacen invivible. El hígado es el órgano encargado de mantener el cuerpo limpio, porque metaboliza todas las sustancias tóxicas, como el alcohol, pero también todos los medicamentos y sustancias nocivas. Además, no existe el metabolismo de los alimentos sin el hígado y por eso hace parte del sistema gastrointestinal.

Una de las funciones más importantes para la digestión de los alimentos es la producción de bilis. Esta se forma a partir del colesterol y el grupo HEM de la hemoglobina, y es importante para la absorción de las grasas. Cabe recordar que la bilis no se produce en la vesícula biliar, sino en el hígado. La vesícula es solo un reservorio de bilis, por esto las personas que ya no la tienen pueden comer grasas sin problema, pues ahora la bilis goteará de forma constante desde el hígado hasta el intestino, a través de conductos especializados.

Entre las funciones metabólicas del hígado está la formación de glucosa en las personas que no comen carbohidratos, a partir de sustratos como el glicerol de los triglicéridos, los aminoácidos y el mismo lactato. Este proceso se denomina gluconeogénesis. Pero su labor en esos casos es también guardar carbohidratos en forma de glucógeno y luego liberarlos de manera rápida cuando se necesiten. En el metabolismo de las grasas, el hígado es el encargado de la síntesis del colesterol. Se cree que el 85 % del colesterol de la sangre no viene de lo que se come, sino de la formación de colesterol en el hígado. El hígado lo produce porque es una molécula esencial que nunca podrá ser reemplazada y es parte esencial de la estructura y el buen funcionamiento del cuerpo. El hígado es también el encargado de formar los triglicéridos, cuando se comen carbohidratos en exceso y se activa la insulina, los cuales luego se acumulan en el cuerpo para darle energía o en el hígado para enfermarlo y producir el hígado graso. Pero tal vez una de las funciones que más desintoxica el cuerpo es el proceso de lipogénesis *de novo*, o sea la conversión de uno de los grandes tóxicos del cuerpo, la glucosa, en ácidos grasos para formar triglicéridos. Esta acción saca la glucosa del cuerpo y la convierte en su sustrato energético preferido: los ácidos grasos que se acumulan en el organismo en forma de triglicéridos, con la idea de que en algún momento se van a usar. El problema es que como la gente come carbohidratos cinco veces al día, termina convirtiéndose en acumuladora de grasa que nunca usará, lo que la enferma y luego la mata.

Una de las principales funciones del hígado es la síntesis de albúmina, que es la principal proteína del plasma y la que indica si la persona está bien nutrida o desnutrida. Pero también produce otras proteínas, como las lipoproteínas (que transportan el colesterol, entre ellas la HDL y la LDL) y la mayoría de los factores de coagulación (necesarios para coagular la sangre y evitar sangrados). También se encarga de la síntesis de aminoácidos no esenciales, de enzimas y hormonas, y es fundamental para el sistema inmune, pues produce casi todas las proteínas del sistema de complemento, las cuales se activan como una cascada cuando el sistema inmune se pone alerta, lo cual ayuda a la destrucción de macroorganismos y células cancerígenas.

Estas son sus funciones de vida. Pero sus funciones de limpieza son principalmente el metabolismo del etanol, después de que se ingiere cualquier tipo de bebida alcohólica, así sea un vino. Por eso cada vez que tomas alcohol frenas todas las funciones metabólicas y de vida del hígado, tanto del sistema inmune como del metabolismo, y este se dedica a sacar uno de los tóxicos más agresivos y dañinos del organismo, el etanol. El hígado también ayuda a metabolizar todos los fármacos y medicamentos que te tomas, para que puedas eliminarlos en la orina, y es vital en la transformación de los productos que pueden ser tóxicos para el metabolismo normal de los aminoácidos y la hemoglobina, como son el amonio y la bilirrubina, los cuales transforma en sustancias menos agresivas que pueden excretarse por el riñón sin hacer daño, como por ejemplo la urea. Cada vez que el hígado se encarga de metabolizar alcohol o medicamentos, tiene que dejar de lado todas sus funciones vitales, porque se hace a través de sistemas enzimáticos únicos que se comparten para varias funciones. Es importante saber entonces que para el organismo prima sacar primero los tóxicos que lo enferman y lo matan, como el alcohol y los medicamentos.

Para completar, otra función hermosa del hígado es ser capaz de guardar vitaminas importantes para que puedan ser usadas después, como la A, la D y la B_{12}.

Con todas las funciones vitales que cumple el hígado, lo lógico sería vivir en función de cuidarlo, pero hacemos todo lo contrario. Lo maltratamos, lo insultamos y lo dañamos a diario. Te voy a explicar cómo.

Paso a paso para dañar el hígado

El tóxico hepático más potente y que más daño produce es el alcohol. Y esto no solo ocurre en las personas alcohólicas, sino en cualquier persona que consuma alcohol, así sea de vez en cuando. Es una irresponsabilidad inducir a tomar vino, con el argumento de que es bueno para el corazón —mientras daña el cerebro y el hígado—, todo porque una sustancia llamada resveratrol, que se encuentra en pequeñas cantidades en la piel de la uva, podría prevenir el daño de los vasos sanguíneos. Si quieres prevenir de raíz el daño de los vasos sanguíneos lo único que tienes que hacer es eliminar todos los carbohidratos de tu dieta y no tomar vino.

Hoy en día, ni la *American Heart Association* ni ninguna sociedad seria de cardiología en el mundo recomienda tomar vino para prevenir la enfermedad cardiaca. Estos son solo mitos publicitarios inventados. Es imposible dividir el cuerpo en partes y con la excusa de cuidar el endotelio, intoxicar el cerebro y el hígado. Eso es marketing engañoso para venderte vino. El alcohol aumenta el riesgo no solo de enfermedad hepática y cerebral, sino también pancreática, cáncer, enfermedad cerebrovascular, violencia, suicidio, obesidad y sobrepeso. Los datos del Instituto Nacional de Cáncer de los Estados Unidos son desalentadores. El 4 % de todos los diagnósticos anuales de cáncer del mundo, unos 750 000, se atribuyen de forma directa al consumo de alcohol, y de estos, 100 000 casos son por consumo leve, una copa de vino con la cena cada día.[65]

---

65 https://www.cancer.gov/espanol/noticias/temas-y-relatos-blog/2021/cancer-en-el-mundo-consumo-alcohol

El alcohol es un desencadenante directo del hígado graso y la cirrosis. El 90 % de las personas que consumen alcohol de forma habitual tienen hígado graso, y el 20 % de las personas que abusan del alcohol desarrollan cirrosis,[66] porque el alcohol es una sustancia muy calórica que el cuerpo no usa como energía. El alcohol que se toma, así sea en cantidades pequeñas, es convertido en grasa y, asimismo, inhibe la quema de grasa, lo que llevará a que esta se acumule y promueva la obesidad.

El primer indicio de daño hepático es la acumulación de grasa en el hígado, lo que se denomina *hígado graso*. Al crecer, esta grasa les roba los espacios a las células hepáticas (hepatocitos) y comprime los vasos sanguíneos de los lobulillos hepáticos, lo cual con el tiempo lleva a necrosis y cirrosis, y esto también puede desencadenar en muchos casos en cáncer de hígado.

El segundo tóxico más potente para el hígado son los carbohidratos que llevan a hígado graso no alcohólico, dentro del marco de la enfermedad metabólica. Según todas las estadísticas mundiales, uno de cada tres adultos en el mundo (del 25 al 33 %) tiene hígado graso de origen metabólico, es decir, más de mil millones de personas[67] decir que estamos comiendo para dañar este preciado órgano y que hoy el 80 % de las personas en sobrepeso y obesidad tienen esta enfermedad, porque no podemos pensar que llenamos de grasa el cuerpo y que lo mismo no va a pasar en los órganos internos. De la misma forma que en el caso del hígado graso alcohólico, el 20 % de las personas desarrollarán una cirrosis que acabará con su vida.

---

66 https://www.ncbi.nlm.nih.gov/books/NBK546632/#:~:text=Daily%20 consumption%20of%2030%20to,more%20than%2040%20g%2Fday.

67 Pinto Marques Souza de Oliveira, C. *et al.* Factores de riesgo de la enfermedad por hígado graso no alcohólico en poblaciones de Latinoamérica: Situación actual y perspectivas. *Clin Liver Dis* (Hoboken). 29 de mayo del 2019;13 (sup. 1):S5-S8. doi: 10.1002/cld.837. PMID: 31333821; PMCID: PMC6541043.

Los triglicéridos en el hígado no se forman por comer grasas, sino por comer carbohidratos, a diferencia de lo que piensan muchas personas. Es un proceso metabólico y hormonal de defensa, mediado por la insulina, en el cual, al comer carbohidratos, entre ellos las frutas, y no usarlos como energía, se convierten en exceso de ácidos grasos libres a partir de un fenómeno que se denomina lipogénesis *de novo*. Luego, por acción de la insulina, se unen 3 moléculas de ácidos grasos y una de glicerol para ser convertidos en triglicéridos, que se acumularán en los "gordos" de todo el cuerpo, en la sangre y en el hígado.

Las proyecciones muestran que para el año 2030 el 42 % de la población mundial tendrá hígado graso y esto aumenta la mortalidad de cualquier causa en un 178 %.[68]

No hace falta un examen para saber si tienes hígado graso; si estas obeso, lo tienes. Si el perímetro de la cintura en los hombres es mayor de 98 cm y en las mujeres de 88 cm, tienes grasa en las vísceras, entre ellas el hígado. La buena noticia es que el hígado graso es reversible en un 100 %, al dejar todos los carbohidratos y comer grasas, proteínas y vegetales. Solo 2 años después de iniciar el proceso de comer para sanar, el hígado volverá a su estado ideal.

Una de las causas principales de daño hepático es la toxicidad por medicamentos, especialmente fármacos para el manejo del colesterol, como las estatinas, los analgésicos, como el acetaminofén, y los antiinflamatorios, como el diclofenaco.

Las cifras del registro español de hepatotoxicidad, publicadas en la *Revista Española de Enfermedades Digestivas*[69] revelan

68 https://pubmed.ncbi.nlm.nih.gov/31846507/

69 Perdices, E. V. *et al*. Hepatotoxicity associated with statin use: Analysis of the cases included in the Spanish Hepatotoxicity Registry. *Rev Esp Enferm Dig.* Abril del 2014;106(4):246-254. PMID: 25075655.

que de 858 casos de hepatotoxicidad en España, el 5,5 % son causados por estatinas, después de los medicamentos antiinfecciosos como los antibióticos y los fármacos del sistema nervioso central (SNC). De todos las medicamentos cardiovasculares, las estatinas son las más hepatotóxicas. Debemos recordar que cualquier medicamento o sustancia química puede tener efectos adversos para el hígado, por eso la premisa debe ser evitar cualquier medicamento a menos de que sea absolutamente necesario.

Las frutas, la fructosa y su rol en la enfermedad hepática

Quiero tocar un tema de alta controversia y que genera grandes discusiones, y es el papel desempeñado por las frutas en la salud del mundo. Esta discusión inició con un estudio reciente clínico controlado aleatorizado, publicado en la revista escandinava de gastroenterología en el año 2022, que demostró que comer frutas no es bueno para los pacientes con hígado graso, es decir, para un tercio de la población mundial. Este estudio en pacientes con hígado graso demostró que comer cuatro o más porciones de fruta al día no solo empeora el hígado graso, sino que daña el hígado, hace subir de peso, empeora los niveles de colesterol y triglicéridos, deteriora la resistencia a la insulina y puede generar una prediabetes.[70] ¿Todo eso por comer fruta? Así es.

Debemos reconocer que en un 98 % la fruta es agua y azúcar, y que las vitaminas que tiene son solo del 10 % de las que se encuentran en la carne, el pollo, los pescados y los huevos. Las verdaderas vitaminas se encuentran en la proteína animal, así de simple. Por ejemplo, la cantidad de vitamina A que tiene una

---

70 Alami, F., Alizadeh M. y K. Shateri *et al*. The effect of a fruit-rich diet on liver biomarkers, insulin resistance, and lipid profile in patients with non-alcoholic fatty liver disease: A randomized clinical trial. *Scand J Gastroenterol*. Octubre del 2022;57(10):1238-1249. doi: 10.1080/00365521.2022.2071109. Epub 16 de junio del 2022. PMID: 35710164.

fruta es casi cero, mientras que cuatro huevos suplen el 57 % de las necesidades diarias de vitamina A. Lo mismo pasa con la vitamina D, que casi no está presente en las frutas, mientras que cuatro huevos suplen el 75 % de las necesidades del día. Ni qué decir de la vitamina B12, tan importante para el sistema nervioso: en las futas es prácticamente inexistente, mientras cuatro huevos suplen el 170 % de las necesidades diarias de esta vitamina. Así que cuando pensemos en vitaminas no las busquemos en las frutas, sino en la proteína animal.

La verdadera razón por la cual la población mundial consume frutas es por su sabor dulce. Es porque saben rico. Es porque a pesar de dejar el azúcar en todas sus otras presentaciones, quiere mantener su adicción activa al comer frutas. Pero no es consciente del mal que se hace. Ninguna persona se puede sanar al 100 % si come frutas durante su proceso de sanación. Cuando ya esté sana, y de forma ocasional, puede comer un fruto rojo de temporada. Pero mientras se sana de su resistencia a la insulina tiene que pensar que la carga de azúcar o sacarosa, es decir glucosa y fructosa, en las frutas es muy alta. Por ejemplo, una naranja, que pesa 200 gramos, tiene 24 gramos de carbohidratos, de los cuales 18 son azúcar. Un mango, que pesa 300 gramos, tiene 45 gramos de carbohidratos, de los cuales 42 son azúcar. Un banano de 200 gramos tiene 44 gramos de carbohidratos, de los cuales 24 son azúcar.

Hay un agravante adicional. Casi la mitad del azúcar de las frutas es fructosa y el humano no es capaz de usarla como energía. Toda fructosa se va para el hígado y requiere de un metabolismo lento de acción enzimática, que usa energía. Entonces, la fructosa no te da energía; en realidad te la roba para poder metabolizarse y convertir el 40 % en glucosa, el 10 % en glucógeno (que sí se puede usar como energía), el 25 % en lactato y el otro 25 % directamente en grasa, en forma de triglicéridos, que llevan no solo a obesidad sino a hígado graso. En estos procesos enzimáticos, también aumentan los niveles de ácido úrico. Por eso las frutas son condicionantes de hígado graso y aumento de los niveles de ácido úrico.

Los otros dos grandes problemas de la fructosa contenida en las frutas es que este monosacárido es dos veces más dulce que la glucosa, es el responsable de los efectos adictivos del azúcar y se ha comprobado que aumenta los niveles de ghrelina, péptido que genera un aumento del apetito y de la ansiedad por comer. Por eso, las personas pueden comer muchas frutas y seguir con hambre y nunca sentirse satisfechas. La fructosa contenida en las frutas, en el maíz, en la caña de azúcar y en los jugos de frutas son condicionantes de grasa corporal, grasa visceral, resistencia a la insulina, aumento de triglicéridos, aumento de ácido úrico e hígado graso, y todo esto puede llevar a enfermedad cardiovascular y a aumentar el riesgo de diabetes. Por estas y muchas otras razones yo decidí decirles no a las frutas dulces y sí las frutas no dulces, como el aguacate y el tomate.

Conclusiones

El sistema gastrointestinal visto como un todo, desde la boca hasta el ano, e incluyendo el hígado, es la base de la vida. Aquí inicia no solo todo el sistema inmune, sino el proceso de sanación a través de los alimentos. La base para poder convertir el cuerpo en una máquina perfecta, hermosa y autosanadora es el aparato gastrointestinal. Es el encargado de poder descomponer los alimentos y convertirlo en las moléculas básicas para que puedan ser absorbidos en la sangre. Muchos de estos alimentos son información genética que va directo al núcleo de la célula, para poder formar nuevo material y nueva proteína, otros se convierten en energía para las funciones vitales, algunos se vuelven neurotransmisores de felicidad o tristeza, otros se transforman en hormonas para regular todas las funciones básicas y también en enzimas, y todo desde un delicado y complejo proceso que el cuerpo sabe hacer de forma perfecta y al cual no hace falta enseñarle nada. Lo único que se necesita es entender las funciones básicas y darle al cuerpo el alimento que necesita, y no solo el que le gusta a la lengua, para así iniciar el proceso de sanación. Todo inicia en la boca, el estómago, el intestino, el colon y el hígado. Por eso, todo el proceso de sanación inicia en el intestino. Es necesario que aprendamos a cuidar su césped o microbiota, su epitelio, su estructura, quitándole todo lo que lo inflama y enferma, y dándole los nutrientes que necesita la célula. Es así de sencillo. No nos compliquemos la existencia: la comida no es placer, es estructura y sanación.

Bibliografía

Alami, F. *et al.* The effect of a fruit-rich diet on liver biomarkers, insulin resistance, and lipid profile in patients with non-alcoholic fatty liver disease: A randomized clinical trial. *Scand J Gastroenterol.* Octubre del 2022;57(10):1238-1249.

Perdices, E. V. *et al.* Hepatotoxicity associated with statin use: Analysis of the cases included in the Spanish Hepatotoxicity Registry. *Rev Esp Enferm Dig.* Abril del 2014;106(4):246-254.

Pinto Marques Souza de Oliveira, C. *et al.* Factores de riesgo de la enfermedad por hígado graso no alcohólico en poblaciones de Latinoamérica: Situación actual y perspectivas. *Clin Liver Dis* (Hoboken). 29 de mayo del 2019;13 (sup. 1):S5-S8.

The Monash University low Fodmap diets. Melbourne: Monash University.En: https://www.monashfodmap.com/

CAPÍTULO 9

El sistema inmune y las enfermedades autoinmunes

Las enfermedades autoinmunes son un grupo determinado de enfermedades —más de 80—, como el lupus, la diabetes tipo 1, la artritis reumatoidea y la esclerosis múltiple, que presenta el 5 % de la población mundial, es decir, unos 400 millones de personas. En estas enfermedades el sistema inmune, que es el encargado de proteger al cuerpo de bacterias, virus, hongos, parásitos y cáncer, decide atacar al propio cuerpo con una agresividad desmedida que lo lleva a acabar con los órganos. El sistema inmune es implacable para proteger, pero también para destruir. Este tipo de enfermedades son la principal causa de consulta médica en el mundo. Pero ¿qué lleva a que el sistema de defensa se ensañe con el cuerpo que se supone debe defender?

Marcos era un colombiano de 35 años que había migrado desde muy joven a Estocolmo (Suecia), pues su padre era marino mercante. Llevaba una vida apacible como CEO de una empresa de equipos electrónicos en el país nórdico, que por su localización geográfica pasa muchos meses al año alejado del sol y con períodos largos de oscuridad. Era un profesional exitoso que llevaba a cabo jornadas de trabajo de entre 8 y 10 horas diarias. Junto a su esposa, Marta, habían conformado una hermosa familia, con dos hijos, Claudia de 6 años y Pedro de 4 años.

192 | EL PODER DE SANAR

Un domingo, mientras pasaban la tarde en un parque de la ciudad, Marcos experimentó una pérdida súbita de visión en el ojo izquierdo. A las dos horas se recuperó parcialmente, porque quedó viendo doble y borroso durante dos días más. El incidente lo llevó a pedir cita donde su médico, quien le realizó exámenes de rutina y luego lo envió de regreso a casa sin encontrar nada por fuera de lo normal. Además de un exitoso profesional y consumado padre de familia, Marcos era deportista y salía a correr durante una hora cinco veces a la semana.

Seis meses después del episodio ocular, comenzó a presentar hormigueo en los pies, especialmente en la noche. No le prestó particular atención a esto en un principio, pero dos meses después el hormigueo había trascendido: ahora lo sentía en todas sus extremidades y era tan molesto que le hacía muy difícil conciliar el sueño. Solo seis meses después de los primeros síntomas empezó a tener calambres y espasmos muy dolorosos durante las noches, y en las mañanas no era capaz de trotar. Además, vivía con cansancio, muy fatigado, por lo que cambió su rutina de correr a caminar. Su esposa pronto se dio cuenta, al verlo caminar, que arrastraba los pies de manera inusual. Al unir esto a los síntomas que lo venían aquejando hacía meses, instó a su esposo a consultar con el neurólogo.

Durante el examen físico, el especialista encontró una pérdida leve de la fuerza en las piernas asociada a algo de espasticidad, o aumento de la rigidez de los músculos, y al realizar el examen de reflejos tendinosos en las rodillas, se fijó que estos reflejos estaban muy aumentados. Estas señales preocuparon al médico, porque eran claros reflejos de una enfermedad cerebral o del sistema nervioso central. Ante esto ordenó una Resonancia Nuclear Magnética (RNM) de urgencia. El examen especializado mostró áreas de color blanco en el cerebro, lo cual es anormal, pues un cerebro normal se ve de color gris oscuro en una RNM.

Al ver las imágenes, el neurólogo se vio en la triste obligación de dar un diagnóstico fulminante. Le explicó a Marcos que el deterioro en la fuerza de sus extremidades, el episodio de pérdida de visión y los hormigueos fueron síntomas típicos de una enfermedad desmielinizante del cerebro conocida como esclerosis múltiple, y que la resonancia lo había confirmado.

Esta es la enfermedad neurológica incapacitante más común entre personas jóvenes en el mundo hoy en día. Es una enfermedad de origen autoinmune, es decir, que no es heredada, y la padecen 2,5 millones de personas. Además, a pesar de las investigaciones, es una enfermedad progresiva que no tiene cura. Su progreso es relativo, a veces lento, a veces rápido. Va quitando la fuerza del cuerpo de manera ascendente, empieza en los pies, luego en los gemelos y las piernas, hasta dejar al paciente en una silla de ruedas. Irá socavando la fuerza de todos los músculos hasta llegar a los pulmones y el diafragma, que es cuando los pacientes requerirán constantemente de un aparato respirador artificial. Aunque existen una serie de medicamentos inmunomoduladores, que pueden hacer que el proceso sea más lento, nadie con la enfermedad se ha salvado de su terrible desenlace. Todo eso se lo explicó el neurólogo a Marcos después de leer los resultados del examen de urgencia. Ante ese vendaval de información, Marcos solo atinó a preguntar cuánto tiempo le quedaba. El médico le explicó que, si la progresión era lenta, en 7 a 10 años estaría en una silla de ruedas, y luego de que ya no pudiera caminar, le quedarían entre 5 y 7 años más de vida. Luego le pidió que aprendiera a disfrutar de cada día de vida que le quedaba.

Marcos y Marta salieron en *shock* del consultorio. No podían creer que solo tendrían 10 a 12 años más como familia. Este se había convertido en el peor día de sus vidas. Solo eran capaces de pensar en sus pequeños hijos. Aun así, decidieron afrontar todo de la mejor manera posible y seguir el tratamiento que recomendaban los especialistas.

El tratamiento se inició con un ciclo de corticoides endovenosos para frenar la inflamación, luego siguieron terapias más costosas y la enfermedad entró en un período de remisión, en la cual no retrocedió pero tampoco empeoró. Todavía podía hacer caminatas largas, pero después de un buen tiempo llegó la dolorosa recaída. Volvieron los calambres en las piernas y la pérdida de sensibilidad, y comenzó a notar que cada vez se le hacía más difícil caminar y le empezó a faltar el aire.

La enfermedad siguió su cruel, lento e irremediable curso. Pasó de caminar sin apoyo a requerir un caminador y, después de unos años, a solo poder movilizarse en silla de ruedas.

Luego entendió que la muerte estaba a la vuelta de la esquina, pero incluso entonces disfrutó cada segundo junto a sus hijos con amor y alegría. Por fortuna la estabilidad financiera de la familia ya estaba asegurada, pues recibía una pensión por invalidez, que luego pasaría a su esposa, y además contaba con un muy buen seguro de vida.

El tiempo que quedaba pasó muy rápido. La sensación de asfixia comenzó a imperar, pero aún consciente y lúcido decidió hablar con su esposa el tema que hasta entonces había estado vedado, su muerte. Marcos le aclaró a Marta que no quería vivir si debía depender de una máquina para respirar, no deseaba evitar que sus hijos lo vieran, pero tampoco quería pasar por ese tormento y prolongar su agonía. Le hizo prometer a su esposa que no permitiera que lo pusieran en un respirador cuando ya su ahogo fuera crítico, y que optaran por la ruta de la sedación para que él pudiera morir sin sufrimiento. Ella accedió a sus deseos y le prometió que respetaría su decisión, pues no quería verlo sufrir y tampoco quería que sus hijos se quedaran con esa última imagen de su padre.

Solo un mes después de esa conversación, Marcos comenzó a presentar un ahogo tan severo que no podía hablar ni tragar. Su último deseo se llevó a cabo al pie de la letra y Marcos murió sin dolor un 12 octubre, acompañado por su esposa y sus hijos, que para entonces ya tenían 16 y 14 años.

La esclerosis múltiple

Esta triste enfermedad neurológica, incapacitante y mortal, es la autoinmune más común en las personas menores de 50 años. Pero antes de hablar del origen de las enfermedades autoinmunes, quiero explicar un poco sobre esta en particular, para que entiendas el origen de este tipo de dolencias.

En el caso de la esclerosis múltiple es el propio sistema inmune el que comienza a destruir el recubrimiento de la mielina de los axones, que es por donde la neurona transmite la señal eléctrica en el cerebro. Es decir, sin señal eléctrica no hay transmisión nerviosa y no hay movimientos ni sensaciones. Esta enfermedad no ataca la neurona, pero sí los axones, que son la prolongación en la sustancia blanca del sistema nervioso central. Hay otra enfermedad autoinmune que se llama síndrome de Guillain-Barré, que también ataca la mielina de los nervios, pero por fuera del cerebro, en lo que se llama el sistema nervioso periférico. La esclerosis afecta el cerebro y por esto es mucho más agresiva.

Esta no es una enfermedad genética ni hereditaria, tanto que cuando la enfermedad se da en personas que son gemelas, solo uno en 25 casos se presenta en ambos hermanos. La ciencia ha demostrado que la respuesta autoinmune es adquirida durante el transcurso de la vida y aunque la causa es desconocida hay muchos hallazgos epidemiológicos para concluir cómo inicia. Las enfermedades autoinmunes suelen comenzar por las zonas del cuerpo por donde pueden entrar patógenos directamente a la sangre desde el exterior. Una entrada muy conocida, pero poco común en estos casos, es el sistema respiratorio, donde ingresan bacterias, hongos y virus a la sangre, que desencadenan una respuesta inmune que en algunas personas se puede convertir en una respuesta autoinmune. Esto ocurre cuando en la lucha del sistema inmune este confunde a células normales del organismo, como las del páncreas o incluso de cartílagos articulares, con el virus o la bacteria que debe destruir y las ataca. Es entonces cuando puede ocasionar una diabetes tipo 1 en un niño o una artritis reumatoidea en un adulto genéticamente predispuesto. La otra puerta de entrada, el intestino, es la que se relaciona con el 80 % de todas las enfermedades autoinmunes, entre ellas la esclerosis múltiple. Esto ocurre en personas que tengan una permeabilidad intestinal aumentada, lo que se denomina intestino permeable, debido a la cual las células del epitelio intestinal, que separan la luz del intestino del torrente sanguíneo, están tan separadas que se produce un paso descontrolado de todo tipo de sustancias o elementos nocivos hacia la sangre, como virus, bacterias, toxinas y metales pesados. Los dos factores más potentes que causan la permeabilidad intestinal son las bacterias intestinales y la gliadina, que es la principal fracción tóxica del gluten, que cuando entra a la sangre desencadena una potente reacción inmune, no solo contra esa proteína, sino contra todas las proteínas de nuestro cuerpo. Es una respuesta autoinmune que puede atacar cualquier órgano sin piedad y hasta destruirlo completamente, así la persona sea celiaca o no. Por eso, para mí, el gluten no es un alimento, sino un "antialimento" que debe ser retirado de la nutrición humana y que se encuentra en todas las harinas, el trigo, la cebada, el centeno, la avena y el maíz. Al entender el poder de los alimentos para desarrollar enfermedades, desbaratamos la teoría genética de estas y establecemos el intestino y las vías respiratorias como el punto de origen de cualquier enfermedad autoinmune. De ahí la urgencia por restablecer la función de la barrera intestinal, donde inician la mayoría de las enfermedades. El primer factor que da origen a la enfermedad es un agresor externo del sistema inmune, pero el segundo es un sistema inmune disfuncional. Este segundo factor está relacionado con el principal cofactor que mejora el sistema de defensa y es la vitamina D.

La esclerosis múltiple es una enfermedad en la que su prevalencia se da por regiones, en especial aquellas que reciben poco sol. Es una dolencia que está ampliamente distribuida en la Europa septentrional, o sea Dinamarca, Noruega, Suecia, Reino Unido, Finlandia, Irlanda e Islandia, latitudes desprovistas de sol durante largas temporadas del año. En estas regiones la prevalencia es de 80 por cada 100 000 habitantes, mientras que en la zona central de África donde se recibe sol todo el año, la prevalencia es casi nula: solo 0,5 casos por cada 100 000 habitantes.[71] Esta enfermedad está tan ligada al sol y a los niveles de vitamina D, que, si una persona migra de África a Suecia, en menos de 15 años tendrá la misma prevalencia de esclerosis múltiple de un nativo de ese país. Por esta razón se cree que uno de los factores preponderantes para la mayoría de las enfermedades autoinmunes es la falta de sol, que está atada a niveles bajos de vitamina D. En últimas, factores dietéticos como la presencia de gluten y metales pesados en la alimentación, cambios en la microbiota,

---

71 https://es.wikipedia.org/wiki/Esclerosis_múltiple

aumento de la permeabilidad intestinal y un sistema inmune que funcione mal por la falta de vitamina D conducen a una enfermedad autoinmune, por ejemplo, la esclerosis múltiple.

Las enfermedades autoinmunes

Hay más de 80 tipos de enfermedades autoinmunes y pueden atacar cualquier parte del cuerpo. Las más frecuentes son: la artritis reumatoidea, que ataca los cartílagos articulares; el lupus eritematoso sistémico, que ataca varios órganos al mismo tiempo e inicia por la piel, las articulaciones y termina en el riñón; la diabetes tipo 1 en niños que destruye la célula B del páncreas; la esclerosis múltiple y el síndrome de Guillain-Barré, que destruyen la mielina de los nervios; enfermedades de piel, como la psoriasis, el vitiligo, la esclerodermia y la rosácea; la enfermedad tiroidea autoinmune como Graves y Hashimoto, las enfermedades inflamatorias intestinales, como la enfermedad de Crohn, la colitis ulcerativa idiopática y la enfermedad celiaca. Del 5 al 10 % de la población mundial sufre de estas enfermedades que la humanidad ha adquirido en la vida moderna.[72] Según el Centro para el Control y la Prevención de Enfermedades (CDC), solo en Estados Unidos 1 de cada 4 adultos presenta artritis autoinmune, es decir que 54 millones de estadounidenses tienen esta enfermedad, y de ellos 24 millones ya presenta limitaciones físicas.[73] El hallazgo común en las enfermedades autoinmunes implica la presencia de células T del sistema inmune que reaccionan contra el propio cuerpo, presencia de anticuerpos e inflamación sistémica.

---

72 https://doi.org/10.24245/mim.v34i4.1871

73 https://www.cdc.gov/arthritis/spanish/index.htm#:~:text=Aproximadamente%201%20de%20cada%204,función%20al%20ser%20físicamente%20activos.

Artritis reumatoidea

Esta es la enfermedad autoinmune más frecuente, en la cual se producen anticuerpos que destruyen de manera progresiva el cartílago articular en las articulaciones pequeñas, por eso inicia en los dedos de las manos y de los pies, y en las muñecas hasta llevar a la anquilosis (la reducción de la capacidad de movimiento) y así a la incapacidad. Los anticuerpos que se encuentran en la sangre y con los cuales se hace el diagnóstico son el factor reumatoideo y los anticuerpos antipéptidos. En estos pacientes los principales factores de riesgo asociados son el gluten, la falta de sol y el tabaquismo.

Fibromialgia reumática

Esta enfermedad la puede padecer del 2 al 5 % de la población, es decir que es bastante frecuente.[74] Puede atacar el sistema de conducción nerviosa, los músculos y las articulaciones, lo que causa dolores articulares y musculares asociados a dolores neuropáticos en diferentes partes del cuerpo, que aparecen de manera episódica y que van disminuyendo al paciente e incapacitándolo. Su aparición se asocia al gluten y a la falta de sol.

Enfermedad de Hashimoto

Es la principal causa de hipotiroidismo en el mundo hoy y se debe a la destrucción de origen autoinmune e inflamatoria de la glándula tiroides. Estos pacientes tienen una serie de anticuerpos (antiperoxidasa (TPO) y antitiroglobulina (TG) muy elevados en la sangre, a partir de los cuales se hace el diagnóstico, y estos destruyen el órgano. La enfermedad comienza de forma lenta y el paciente puede presentar síntomas que pueden generar confusión,

---

74 https://www.elsevier.es/en-revista-medicina-clinica-2-articulo-fibromial-gia-prevalencia-perfiles-epidemiologicos-costes-S0025775317304773

como dolor de cabeza, cansancio, caída del cabello y resequedad capilar, uñas quebradizas, estreñimiento, reflujo gastroesofágico e infertilidad. 10 a 20 años después de presentar esos síntomas iniciales, la enfermedad destruye toda la glándula y se manifiesta en los exámenes como hipotiroidismo. La sufre el 2 % de la población y coexiste con otras enfermedades autoinmunes como la diabetes tipo 1, la artritis y la esclerosis múltiple. Esta es otra enfermedad ligada al gluten, a los carbohidratos y a la falta de sol.

Estos son solo ejemplos de enfermedades adquiridas por malos hábitos de vida, que hemos normalizado y que terminan dañando el sistema inmune. De forma secundaria, el sistema inmune se encarga de dañar cada órgano del cuerpo. Recordemos que el sistema inmune es implacable y no va a descansar hasta haber destruido lo que cree que está haciéndole daño al organismo, así sea un órgano fundamental. Es importante aclarar que las enfermedades autoinmunes no se curan, solo se modulan al dejar el gluten y al tomar el sol todos los días.

El papel desempeñado por el gluten en las enfermedades autoinmunes

El gluten es considerado el principal determinante de enfermedades autoinmunes, así el paciente no sea celiaco. Por esto, el primer pilar de tratamiento o de modulación de cualquier enfermedad autoinmune es retirar este "antialimento" de la dieta de las personas que lo padecen.

El gluten es la proteína más conocida y peligrosa de los cereales. No aporta ningún nutriente y su única función, como su nombre lo indica, es permitir que estos puedan aglutinarse y formar masas, para poder así hacer pan, tortas, ponqués, pizzas o pastas. Además de aglutinar, permite atrapar aire dentro de la masa y esto es lo que genera la consistencia esponjosa de los productos de panadería. El gluten está presente en los cereales como el trigo, la cebada, el centeno, el maíz y la avena. Tiene dos fracciones reconocidas: las gluteninas, que son insolubles en alcohol, y las prolaminas, que son solubles en alcohol y también las más dañinas. Estas prolaminas son en realidad glucoproteínas de origen vegetal que tienen gran contenido de prolina, y entre ellas encontramos la gliadina, que es la prolamina del trigo, la ordeína, de la cebada, la secalina, del centeno, la avenina, de la avena, y la zeína, del maíz. Por esta razón, cualquier persona con una enfermedad autoinmune que quiera modular para así disminuir o dejar de tomar los medicamentos inmunosupresores e inmunomoduladores que tanto daño le hacen a su cuerpo, debe estar dispuesta a dejar el gluten de manera definitiva.

El papel desempeñado por la obesidad en las enfermedades autoinmunes

La obesidad es el siguiente factor de riesgo importante, después del gluten y la falta de vitamina D, para deteriorar el sistema inmune y desarrollar tanto una enfermedad autoinmune como un cáncer. Los obesos tienen deficiencia en la mayoría de las células del sistema inmune, en particular los linfocitos T y las células *natural killer* o asesinos naturales, importantes en la línea de vida del organismo. Tanto los carbohidratos que saben a dulce como los que saben a sal disminuyen hasta en un 50 % la capacidad que tienen los fagocitos de comerse las bacterias, virus y células cancerosas durante una hora después de haber sido consumidos; por esto el azúcar y la mayoría de los carbohidratos pueden hacer que el sistema inmune pierda hasta el 40% de su capacidad para funcionar adecuadamente.

El papel desempeñado por el sol y la vitamina D en el sistema inmune

En los siguientes dos capítulos hablaré de las maravillas del sol en la regulación del sistema hormonal, la inflamación y el sistema inmune. Hoy sabemos que las personas que tienen niveles bajos de vitamina D llevan su sistema inmune a un déficit casi completo que lo deja *ad portas* de la mayoría de cánceres o de morir de infección. Esto sucede porque para formar esta vitamina a partir del colesterol se necesita que los rayos ultravioletas del sol caigan directamente sobre la piel. Es a partir de este hecho que inicia la formación de la vitamina más importante para el cuerpo humano y para la que el núcleo de cada célula del sistema inmune cuenta con receptores. Entonces, si queremos que nuestras defensas naturales funcionen de manera perfecta, necesitamos tener niveles de vitamina D de mínimo 50 mg/dl.

Como evitar o modular una enfermedad autoinmune

En primer lugar y lo más importante es eliminar de la alimentación el principal agresor de la microbiota y del intestino: el gluten. Lo segundo es la formación de la vitamina D, que se produce única y exclusivamente cuando la piel se pone en contacto con los rayos ultravioleta del sol, entre las 10 de la mañana y las 2 de la tarde. La tercera medida es bajar de peso, pero para que sea efectiva se debe hacer dejando todos los carbohidratos, es decir, que para sanar se debe comer carne, pollo, pescado, huevo y vegetales. Es muy importante evitar el alcohol, el cigarrillo, los antibióticos, los alimentos procesados, las grasas vegetales y las grasas trans, así como alejarse del estrés, acercarse al ejercicio y obviamente construir ritmos circadianos sanos que permitan un sueño reparador de mínimo ocho horas al día. Y esto incluye un hermoso contacto con el sol que nos lleve en la noche a dormir de forma reparadora. Todo esto no solo ayuda a modular el sistema inmune, sino que permite sacar el mayor provecho al poder de sanar.

CAPÍTULO 10

El cáncer, la segunda causa de muerte en el mundo

*El cáncer es la enfermedad que nadie quiere padecer,
pero que nos esforzamos en construir cada día a
partir del estilo de vida y de la alimentación.*

Sin duda, uno de los grandes genios de nuestros tiempos fue Steve Jobs. Gracias a él cambió la manera como nosotros, en el día a día, interactuamos con la tecnología. El impacto de su trabajo es palpable en los computadores que usamos, en cómo manejamos nuestros celulares y como oímos música, entre muchas otras cosas. Él, desde que era muy joven, tomó la decisión de eliminar la carne y los productos derivados de animales de su dieta, fue vegetariano y luego vegano, por lo que su alimentación se basó durante años en frutas y verduras. Además, optó por los ayunos largos y por etapas, en las que solo incluía dos alimentos en su dieta durante períodos extensos, de semanas, que podían ser, por ejemplo, zanahorias y manzanas. Este estilo de vida llevó a que Jobs se volcara a comer excesos de carbohidratos para mantener su dieta, combinándolo con largos períodos de ayuno y procesos de desintoxicación con jugos y zumos de frutas y verduras verdes.

Toda esta cadena de errores en su alimentación la combinó con otras falencias en su estilo de vida, como alejarse del sol y vivir rodeado de pantallas azules, lo que lo llevó a romper los ritmos circadianos de su cuerpo, al punto de que este no sabía si era de día o de noche, pues su trabajo requería jornadas extensas de hasta 16 horas, para poder mantener el éxito del que gozaba en el universo de la tecnología, y que logró su cúspide el 29 de junio del 2007. Sin embargo, tres años antes del lanzamiento del iPhone, a los 49, y después de una tomografía axial de rutina para revisar unos cálculos renales, Steve Jobs recibió la aterradora noticia del hallazgo incidental de un tumor en el páncreas. El cáncer de páncreas es uno de los más agresivos que existen. Por fortuna, el que le encontraron al genio de la tecnología era uno de los que en teoría son menos agresivos y que puede ofrecer una sobrevida de años, a diferencia del adenocarcinoma que solo tiene una expectativa de vida de 3 a 6 meses. Se trataba de un tumor neuroendocrino de las células B, también conocido como insulinoma, que es un tumor que hace que el páncreas produzca cantidades excesivas de insulina. Al pensar que no era un cáncer tan agresivo, la manera cómo Jobs decidió tratarlo fue equivocada, pues optó por una dieta vegana extrema, con jugos, zumos y ayunos. A los nueve meses de diagnóstico inicial ya presentaba una metástasis hepática y daño al hígado, por lo cual fue sometido a un trasplante en el 2009.

Aun así, su salud se deterioró por completo después de ese procedimiento y durante los últimos meses de vida ya solo llevaba una dieta líquida que lo llevó a perder muchísimo peso. Jobs murió el 5 de octubre del 2011, a los 56 años, completamente invadido por las metástasis y después de meses de sufrir muchísimo dolor.

Esta fue la corta vida de unos de los genios más grandes de la humanidad que, a pesar de dejar una huella inmensa en la historia, no fue capaz de construir su salud. Todo lo contrario, vivió para construir sin querer una célula tumoral, que crecería sin control hasta matarlo.

Esta historia, sin duda, genera la siguiente pregunta: ¿Es el cáncer una enfermedad genética, heredada o metabólica? Esta pregunta es importante porque de la respuesta depende si el cáncer es una enfermedad que se puede predecir, si es algo que las personas deben sufrir o si es algo que se puede prevenir. ¿El cáncer se construye o viene impreso en el código genético?

Hasta hace unos años se conocía como una enfermedad genética, pues se ha evidenciado que en muchos tipos de cáncer existen mutaciones genéticas. No obstante, en los últimos años la investigación ha mostrado que la obesidad, la inflamación sistémica, la inestabilidad de los genes y sus mutaciones, la falla energética y mitocondrial de las células, y un sistema inmune alterado son los factores causantes de la mayoría de cánceres hoy en día. Según la Sociedad Americana de Cáncer, solo el 5 % de los cánceres tienen un componente genético o heredado,[75] pero el resto se construye como una enfermedad metabólica y mutaciones genéticas adquiridas por el estilo de vida moderno, el alcohol, cigarrillo, químicos, comida procesada, etc.,[76] y se puede prevenir con un estilo de vida hermoso, así los genes dictaminen lo contrario. Esto se conoce como epigenética.

En este capítulo quiero explicarte cómo un estilo de vida puede construir un cáncer, en especial cuando se mantienen niveles altos de insulina, que es una hormona anabólica que condiciona el crecimiento exagerado de las células buenas, como el músculo, las no tan buenas como las células del tejido graso, y las

75 https://www.cancer.org/es/cancer/prevencion-del-riesgo/genetica/sindromes-de-cancer-familiar.html

76 https://www.cancer.gov/espanol/cancer/causas-prevencion/riesgo/mitos

malignas, entre ellas las células cancerígenas. Pero esto no solo depende de detener la insulina alta. Si a ese hecho se le suma la inflamación sistémica derivada del exceso de grasa visceral y la obesidad, y la falta de sol que lleva a niveles bajos de vitamina D, todo condiciona un irremediable fallo del sistema inmune.

El cáncer es la enfermedad de más rápido crecimiento en el mundo, la más mortal y la que más afecta a la persona y a su entorno familiar, porque una persona que sufre de cualquier tipo de cáncer sabe que está en alto riesgo de morir y esto crea un *shock* psicológico en ella y en su entorno. Las estadísticas no mienten y nos ponen los pelos de punta. Según la OMS,[77] cada año se diagnostican 20 millones de pacientes nuevos de cáncer y cada año mueren 10 millones. ¿Qué quiere decir esto? Que la mortalidad global por cualquier tipo de cáncer es del 50 % en promedio. Entonces, si me dicen la palabra "cáncer" es como tirar una moneda al cielo: la mitad se sana y la otra mitad se muere. Estas cifras cambian cuando se estudia cada tipo de cáncer por separado. Los más frecuentes y que producen la mayor mortandad son los de mama, pulmón, colon y recto, próstata, estómago e hígado. De los 20 millones de cánceres nuevos que se diagnostican cada año en el mundo, 2,2 millones son de mama, a causa de los cuales cada año mueren 680 000 personas. Esto quiere decir que la mortalidad es de alrededor del 30%. Una mujer con cáncer de mama, con el tratamiento correcto y agresivo, tiene un 70 % de posibilidades de curación, pero esto depende de qué tan temprano se haga el diagnóstico. Con el cáncer de pulmón es distinto. Es el segundo más frecuente y está asociado principalmente al cigarrillo. Al año también se diagnostican 2,2 millones de casos nuevos, pero cada año mueren 1,8 millones de

---

77   https://www.who.int/es/news-room/fact-sheets/detail/cancer

personas, por lo que la mortalidad global es del 81 %. De colon y recto hay 2 millones de casos nuevos al año y cada año mueren 1 millón de personas, es decir el 50 %. De cáncer gástrico hay un millón de casos nuevos y muere el 75 %, o sea 750 000 personas al año. Esto sin contar con uno de los más agresivos y frecuentes que es el cáncer de hígado, secundario principalmente al consumo de cualquier bebida alcohólica que tenga etanol, como el vino y la cerveza, con 900 000 casos nuevos y 830 000 muertos al año, o sea una mortalidad del 94 %.

Esta es la realidad del cáncer, una enfermedad en su mayoría prevenible. El problema es que cuando se instaura una célula maligna, por un lado pierde la capacidad de producir energía y sobrevive al depender de la glucosa y los carbohidratos al 100 %, y por el otro daña la maquinaria genética del ácido desoxirribonucleico (ADN) mitocondrial, lo que le impide hacer apoptosis y la vuelve inmortal. Es decir, que la célula cancerígena nunca muere, está hecha para crecer de forma rápida y sin control, y es así como mata y ocupa los espacios de las células sanas. Por eso, la única opción de tratamiento es extirpar el tumor por completo, así como sus alrededores, ya sea haciendo una mastectomía radical o bilateral, quitando todo un pulmón o a veces más de la mitad de ambos pulmones, el 90 % del hígado o la mitad del colon. Incluso esto a veces no es suficiente. Por la diseminación microscópica del tumor por el sistema linfático y venoso, el cáncer puede terminar haciendo metástasis a distancia, de ahí la necesidad de la quimioterapia y la radioterapia.

En últimas, la mejor estrategia contra el cáncer no es el tratamiento sino la prevención, o lo que yo llamo vivir para no tener cáncer o vivir para sanar. Esto significa vivir sin miedo a enfermar. Porque si seguimos viviendo para construir cáncer, las estadísticas dicen que para el año 2040 tendremos 30 millones de casos nuevos de cáncer y estarán muriendo a causa de esta terrible enfermedad 15 millones de personas cada año.[78]

Toda esta investigación del cáncer como enfermedad metabólica la inició Otto Warburg al postular esa tesis como el centro de su investigación, y por cuenta de ello recibió el premio Nobel de Medicina en el año 1931. Su teoría era polémica para la época, pero hoy en día se corrobora. Warburg sugiere que muchas de las alteraciones genéticas surgen a partir de un daño metabólico en las mitocondrias. En el cáncer las mitocondrias se dañan y no producen energía de forma eficiente, lo cual conlleva que el ADN mitocondrial sufra averías irreparables que conducen a que la célula cancerígena no haga apoptosis (muerte celular programada) y al final se haga inmortal. Así, comienza a crecer de manera desordenada, sin control y sin posibilidad de autolimitar su existencia. Estas mitocondrias activas y dañadas generan gran cantidad de especies reactivas de oxígeno altamente oxidantes, lo que se denomina radicales libres, que dañan aún más el ADN de la mitocondria. El resultado es que no se producen los aminoácidos y las proteínas de la cadena respiratoria, y así no hay forma alguna de producir energía, por lo que se bloquea tanto el ciclo de Krebs (el ciclo energético por excelencia en la mitocondria) como la cadena transportadora de electrones. La célula entonces no produce energía de forma aeróbica y termina convirtiéndose en una célula 200 veces más ávida de glucosa, pero que no produce energía de forma eficiente y se convierte en piruvato y lactato sin oxígeno, o sea de forma anaeróbica y con poca producción de energía, y mucha producción de ácidos en el cuerpo. Esto se conoce como efecto Warburg y es la disfunción metabólica mitocondrial de la célula cancerosa que lleva al crecimiento

---

78 https://www.paho.org/es/campanas/dia-mundial-contra-cancer-2023-por-unos-cuidados-mas-justos

exagerado y sin control de una célula que previamente era normal. La evidencia actual considera al cáncer como una enfermedad mitocondrial y del único material genético que existe por fuera del núcleo de la célula, que es el ADN de la mitocondria.

Es así como la célula maligna sufre déficit de oxígeno y déficit energético, a pesar de tener un suministro de glucosa 200 veces mayor que una célula normal. Esto genera grandes cantidades de lactato, al usar solo un mecanismo energético sin oxígeno, y esta enorme cantidad de lactato crea un ambiente ácido en la célula que inhibe el correcto funcionamiento del sistema inmune que le permitiría destruir el tumor.

Otro de los hallazgos que no se pueden ocultar hoy en día es que la obesidad sigue siendo el factor de riesgo preponderante, no solo para construir cualquier tipo de cáncer, sino para morir de esa enfermedad. Hoy sabemos que los cánceres de mama, útero, colon, riñón, vesícula biliar y páncreas, entre mucho otros, se asocian principalmente a la obesidad como factor de riesgo.

Todo esto para concluir que el exceso de glucosa y el exceso de insulina en el cuerpo en los pacientes con síndrome metabólico son el caldo de cultivo más importante. Y cuando esto se une a un fallo del sistema inmune y a la falta de sol, la ecuación para el desastre es perfecta, porque toda célula cancerígena inicia a partir de una célula normal que comienza a crecer a gran velocidad y sin control.

Ahora bien: no todo obeso o persona que coma carbohidratos en exceso va a crear una célula cancerígena y es aquí donde entra a jugar el sistema inmune. Cada día el sistema inmune tiene que luchar contra miles de virus, bacterias y hongos que entran al cuerpo por defectos en la piel, en la respiración o en el tracto gastrointestinal, pero también contra 200 células cancerígenas nuevas que crecen en los órganos cada día. Este sistema es tan perfecto que es capaz de destruir todas estas células cancerígenas que empiezan a crecer en nosotros a diario. Pero, cuando por alguna razón, el sistema inmune no ejerce su función de manera correcta, puede permitir que una sola célula cancerígena empiece a crecer de manera desenfrenada y desordenada, al punto de que luego sea imposible atacarla. Así que, a pesar de que una persona obesa esté en contacto con sustancias cancerígenas como el cigarrillo, el alcohol, los colorantes, los químicos y los nitratos, el exceso de insulina, si su sistema inmune funciona adecuadamente al estar en contacto con el sol, va a poder luchar contra esas células malignas.

Es aquí donde entra en juego el sol como el gran modulador del sistema inmune. Como decía Hipócrates, 500 a. de C.: "Donde entra el sol, difícilmente entra un médico". Hasta el año 1900 no existía ningún medicamento, solo se había descubierto el acetaminofén y el ácido acetilsalicílico. El primer antibiótico, la penicilina, por ejemplo, fue descubierto por Alexander Fleming en el año 1928. ¿Esto quiere decir que todos los que se infectaban o tenían infección bacteriana antes del año 1928 morían? No. La estrategia más importante para luchar contra las infecciones en el pasado era exponer a los pacientes al sol. En casos de tuberculosis pulmonar o tuberculosis cutánea, los pabellones con estos enfermos en los hospitales sacaban a todos sus pacientes al sol a mediodía. Entonces, el único tratamiento exitoso era la helioterapia, como se conoce la terapia con luz solar. En 1903, a un dermatólogo llamado Niels Ryberg Finsen, le entregaron el Nobel de Medicina por tratar de manera exitosa con luz solar a sus pacientes con tuberculosis cutánea. Ese fue el tratamiento de elección para las lesiones de piel, pero eso ha quedado en el olvido y se ha ocultado, porque el sol no monetiza y es gratis. No hay un mito que enferme más y que haga más daño que decir que el sol da cáncer. Eso nos alejó del astro rey y por ende de la salud. Evitar el sol aumenta el riesgo de muerte por cualquier causa, y eso está demostrado. Alejarse del sol es tan cancerígeno como fumar todos los días. Las personas que se alejan del sol tienen más incidencia de cáncer de mama o colorrectal, de hipertensión arterial, de esclerosis múltiple, de enfermedad de Alzheimer, de diabetes y de enfermedades metabólicas.

Pero, ¿por qué es importante el sol? Lo primero, porque todas las hormonas del cuerpo funcionan de forma circadiana, es decir que son regidas por el sol. Así es que tenemos hormonas para el día, como el cortisol, las catecolaminas, las hormonas sexuales, la serotonina y la insulina, y hormonas para la noche como la melatonina y la hormona del crecimiento. Pero lo más importante es la injerencia del sol en la producción de vitamina D, que no es en realidad una vitamina sino una hormona que regula la mayoría de nuestras funciones corporales. El 80 % de la vitamina D3 se produce a partir del colesterol en la piel cuando esta es expuesta a los rayos ultravioleta del sol. Cada núcleo de nuestra célula, donde se produce nuestro material genético, tiene receptores de vitamina D (VDR) y es tal vez el cofactor más importante para el correcto funcionamiento de todo el sistema inmune. Si algo tienen en común los pacientes que presentan cáncer son la obesidad y la deficiencia de vitamina D. Niveles de vitamina D por debajo de 50 ng/ml son insuficientes en mi opinión, y dejan al sistema inmune expuesto a no poder luchar contra infección o el cáncer.

Hoy es posible prevenir cualquier tipo de cáncer, solo hay que romper con los mitos que nos mantienen enfermos. Se deben evitar sustancias cancerígenas como el cigarrillo, el alcohol, la comida procesada y llena de químicos, los embutidos, los colorantes y los edulcorantes artificiales. Ese sería un primer paso. El segundo paso es evitar la activación excesiva de la insulina y esto se logra al evitar la mayoría de los carbohidratos en la alimentación, es decir, al vivir un estilo de vida alejado de los carbohidratos y cerca de la comida de nuestros ancestros, como las grasas saturadas, monoinsaturadas y omega 3; la proteína animal, como la carne, el pollo, los pescados y los huevos, y algunos vegetales. Solo esto nos lleva a disminuir la insulina y a aumentar el glucagón, lo que permitirá acabar con la grasa corporal, la grasa visceral y por ende la inflamación sistémica. El paso, tal vez el más importante, es acercarnos al sol. Tomar rayos infrarrojos del amanecer y el atardecer, pero también rayos ultravioleta del mediodía, por lo menos 20 minutos al día, y alejarnos de pantallas, luces azules y radiaciones electromagnéticas, constituyen el secreto mejor guardado para poder tener una vida sin miedo al cáncer. Y si estás leyendo esto y tienes cáncer, estas mismas estrategias unidas al tratamiento avalado por tu médico te darán unas mayores tasas de curación y remisión de esta temible enfermedad.

La obesidad, el caldo de cultivo para desarrollar cáncer

Todos los oncólogos lo saben: la obesidad es el principal factor de riesgo para que un cáncer crezca y para que un paciente con la enfermedad no responda al tratamiento y muera. Por eso la obesidad es una enfermedad contra la cual se debe luchar a toda costa. Pero no es solo la obesidad *per se*, es la suma de muchos factores que tienen que ver principalmente con el hiperinsulinismo y la resistencia a la insulina, la inflamación sistémica y el aumento de hormonas esteroideas.[79]

---

79 Hopkins, B. D., Gonçalves, M. D. y L. C. Cantley. Obesity and cancer mechanisms: Cancer metabolism. *J Clin Oncol.* 10 de diciembre del 2016;34(35):4277-4283. doi: 10.1200/JCO.2016.67.9712. Epub 7 de noviembre del 2016. PMID: 27903152; PMCID: PMC5562429.

Dieta cetogénica, baja en carbohidratos y alta en grasas, como terapia coadyuvante del cáncer

Si la insulina en exceso es uno de los factores predominantes para producir una célula cancerígena y ayudarla a crecer, reducir la ingesta de carbohidratos a su mínima expresión conlleva reducir la resistencia a la insulina y por ende los niveles de insulina en sangre y la proliferación del cáncer. Pero si a esto se le suma que la producción de cuerpos cetónicos en el hígado, al bajar los carbohidratos y suplir la energía por grasas, tiene un efecto antitumoral, pues los beneficios van a ser mayores. La evidencia soporta esta estrategia de alimentación para sanar como una herramienta eficaz en el tratamiento coadyuvante para los cánceres de cerebro, mama, próstata, colon, páncreas y pulmón, junto con otras medidas como la radioterapia y la quimioterapia.[80] Ya no es un secreto: la mayoría de los estudios en humanos corrobora los efectos antitumorales de la dieta cetogénica. Incluso revistas como *Cancer Research* han publicado artículos que demuestran que a diferencia de lo que querían hacernos creer, las dietas bajas en carbohidratos y altas en proteínas y carnes previenen la iniciación del cáncer y disminuyen su tasa de crecimiento.[81] También hay reportes en las mejores revistas del mundo, como *Nutrition and Metabolism*, de casos impresionantes en los que una dieta cetogénica es la mejor opción en conjunto con el tratamiento convencional del cáncer del cerebro, y que, si se hace de forma perfecta, puede disminuir los factores de crecimiento

80 Weber, D. D., Aminazdeh-Gohari, S. y B. Kofler. Ketogenic diet in cancer therapy. *Aging* (Albany, NY). 11 de febrero del 2018;10(2):164-165. doi: 10.18632/aging.101382. PMID: 29443693; PMCID: PMC5842847.

81 Ho, V. W., Leung, K., Hsu, A. y B. Luk. A low carbohydrate, high protein diet slows tumor growth and prevents cancer initiation. *Cancer Res.* 1.º de julio del 2011;71(13):4484-4493. doi: 10.1158/0008-5472.CAN-10-3973. Epub 14 de junio del 2011. PMID: 21673053.

tumoral del 65 al 35 %. Como los tumores cerebrales, para crecer, son altamente dependientes de la glucosa, retirar todos los carbohidratos de la dieta se puede convertir en una posibilidad terapéutica.[82] En esa misma revista, el doctor Rainer Klement explica cuál es la función para prevención y tratamiento del cáncer que tiene dejar todos los carbohidratos en la dieta, y concluye que las personas con cáncer que los dejan convierten la grasa en el alimento ideal, porque la célula tumoral, al tener una disfunción mitocondrial, no es capaz de usar eficazmente como energía las grasas y los cuerpos cetónicos, mientras la célula normal del cuerpo sí puede hacerlo. Así le damos energía al cuerpo y se la quitamos a la célula tumoral, además de bajar los niveles de insulina, los cuales también inciden de manera negativa en el crecimiento del tumor.[83] Incluso existen reportes alentadores en la literatura de casos de glioblastoma multiforme, el tumor más maligno del cerebro, en los que, al combinar la terapia médica estándar con la dieta cetogénica estricta y perfecta, se ha logrado no solo parar el crecimiento del tumor, sino que en un lapso de un año se ha logrado la resolución escanográfica del mismo, es decir, que no se puede ver en el escáner. Pero luego, como se reportó en uno de estos casos, cuando la paciente suspendió la dieta Keto, se evidenció la recurrencia del tumor 4 meses después, y 3 meses después de que volviera a aparecer en

82 Zhou, W., Mukherjee, P. y M. A. Kiebish. The calorically restricted ketogenic diet, an effective alternative therapy for malignant brain cancer. *Nutr Metab* (Londres). 21 de febrero del 2007;4(5). doi: 10.1186/1743-7075-4-5. PMID: 17313687; PMCID: PMC1819381.

83 Klement, R. J. y U. Kämmerer. Is there a role for carbohydrate restriction in the treatment and prevention of cancer? *Nutr Metab* (Londres). 26 de octubre del 2011;8:75. doi: 10.1186/1743-7075-8-75. PMID: 22029671; PMCID: PMC3267662.

las imágenes murió.[84] Estos casos reportados en la literatura nos llenan de ilusión ante esta devastadora enfermedad. Incluso el caso de una mujer obesa de 29 años que presentaba el cáncer de seno más agresivo que existe (el ductal infiltrante triple negativo), que además ya estaba en estadio 4 y con múltiples metástasis comprobadas en el hígado y el peritoneo. Además de un manejo con quimioterapia y radioterapia, comenzó un proceso de dieta Keto perfecta y cámara hiperbárica, que resultó en la remisión completa de sus metástasis. Luego se pudo curar por completo después de una cirugía de mastectomía radical.[85]

Por esta y muchas razones más, dejar los carbohidratos, comer grasas y proteínas es la mejor opción contra el cáncer, al unirla al tratamiento convencional.

Cáncer y mitocondria

El cáncer se considera el ejemplo de una enfermedad mitocondrial, es decir donde la célula y su mitocondria no son capaces de producir energía ni para vivir ni para morir. ¿Qué quiere decir eso? La principal función de la mitocondria es la producción de energía para el funcionamiento de cada célula del organismo. Las células longevas, o sea esas que viven más de 4 meses, deben tener mitocondria para vivir sanas. En cambio, las células que

84 Zuccoli, G., Marcello, N., Pisanello, A., Servadei, F., Vaccaro, S., Mukherjee, P. y T. N. Seyfried. Metabolic management of glioblastoma multiforme using standard therapy together with a restricted ketogenic diet: Case Report. *Nutr Metab* (Londres). 22 de abril del 2010;7(33). doi: 10.1186/1743-7075-7-33. PMID: 20412570; PMCID: PMC2874558.

85 İyikesici, M. S., Slocum, A. K., Slocum, A., Berkarda, F. B., Kalamian, M. y T. N. Seyfried. Efficacy of metabolically supported chemotherapy combined with ketogenic diet, hyperthermia, and hyperbaric oxygen therapy for stage IV triple-negative breast cancer. *Cureus*. 7 de julio del 2017;9(7):e1445. doi: 10.7759/cureus.1445. PMID: 28924531; PMCID: PMC5589510.

solo viven 120 días, como los glóbulos rojos, no necesitan mitocondria, pues ellas simplemente se mueren, dado que la médula
ósea de los huesos produce glóbulos rojos nuevos todos los días.
Pero la mayoría de las células del organismo necesitan las mitocondrias, no solo porque producen energía para mantenerse vivas, sino para poder morir, pues si no mueren, las células viejas se
perpetúan y al perpetuarse sin maquinaria energética se convierten en células cancerígenas inmortales, todo porque no tuvieron
la energía para autolimitarse. En las mitocondrias se producen los
radicales libres de oxígeno, pero también los antioxidantes que
necesitamos para poder neutralizar estas sustancias reactivas de
oxígeno que atacan las membranas celulares. Los antioxidantes
no se comen, los produce la mitocondria en su justa medida y hoy
se considera a la enfermedad, al envejecimiento y al cáncer como
causas mitocondriales, en las cuales las sustancias que oxidan la
mitocondria son mayores que los antioxidantes que producen.

Todos los procesos de la vida confluyen en la célula y específicamente la mitocondria, que es uno de sus organelos. Comemos
para darle sustrato energético a las mitocondrias, ya sea de la glucosa o de los ácidos grasos. El sustrato energético entra en la mitocondria a un ciclo que se llama ciclo de Krebs. De aquí salen unas
sustancias llamadas NADH y FADH2, que se van a un proceso en
donde entra a jugar el oxígeno que respiramos, que se llama la cadena respiratoria, y que es donde en realidad se forma el 95 % de
la energía del cuerpo. Quiero que sepas que los pulmones no respiran, solo toman el oxígeno y este se va a la mitocondria, que es
la que en realidad respira. El oxígeno se une a esta cadena respiratoria para recibir los electrones del NADH, llamados electrones del
ion hidrógeno. Cuando el oxígeno recibe este hidrogenión se forma una cantidad exagerada de energía en forma de trifosfato de
adenosina (ATP) y agua, pero ahora el oxígeno recibe un electrón

de más y se convierte en superóxido, que es el ion más oxidante y corrosivo que tiene el cuerpo y que es un oxígeno negativo ($O2^-$) el principal destructor de la mitocondria, sus paredes y su material genético. Pero la propia mitocondria produce un antioxidante que se denomina superóxido dismutasa que convierte ese ion malo en agua. El primer problema de los carbohidratos es que producen muchos más hidrogeniones y por ende radicales libres que dañan la célula y que pueden sobrepasar la cantidad de antioxidantes. Por eso, las personas que comen carbohidratos no solo se engordan más, sino se enferman más, envejecen más rápido y tienen más cáncer que las personas que consumen grasas y proteínas.

Ahora bien. No todos los obesos y personas que comen carbohidratos van a desarrollar cáncer y eso tiene que ver con la producción de antioxidantes por parte de la mitocondria, como son la enzima de superóxido dismutasa y la catalasa. La producción de antioxidantes depende del contacto de la mitocondria con los rayos ultravioleta del sol, con los niveles de vitamina D, con los ritmos circadianos, con el sueño (la mayoría de los antioxidantes se producen ahí) y los niveles de vitamina E y C que se obtienen de los alimentos. La mitocondria es el único organelo de la célula, después del núcleo, que contiene material genético propio y este ADN mitocondrial produce genes que conducen a la programación de la muerte celular, un fenómeno que se conoce como apoptosis. Cuando, por comer carbohidratos, hay una excesiva producción de radicales libres y un déficit de antioxidantes como la superóxido dismutasa, los radicales libres destruyen el ADN mitocondrial. Por eso la célula no puede hacer apoptosis. Entonces, esa célula vieja, con un material genético dañado y que no produce energía, se convierte en inmortal y comienza a crecer de manera descontrolada para convertirse en una célula cancerígena que crecerá más rápido que todas las demás células del cuerpo y te matará si no eres capaz de acabar con ella con todas las estrategias que te da la ciencia, entre ellos la cirugía de extirpación. Esa es la triste realidad de una célula que era normal y que perdió su esencia, su energía y su material genético, para convertirse en el arma más mortífera que conoce el ser humano sobre la tierra: la célula cancerígena.

Los cancerígenos, factores de riesgo para desarrollar la enfermedad

Hay sustancias y estilos de vida que construyen cáncer y el más importante es la obesidad. Ese es el factor de riesgo aislado predominante en todos los tipos de cáncer, según un reporte de la International Agency for Research on Cancer.[86]

De las sustancias socialmente aceptadas, la más cancerígena y que no nos importa es el alcohol. Este es un tóxico hepático y cerebral que destruye la mitocondria y el sistema de defensa, y es el principal factor de riesgo para muchos tipos de cáncer, y en especial el de hígado y el de todo el sistema digestivo, desde la boca hasta el colon y el recto.

Y ni hablemos del tabaco. Aquí si no hay dieta ni estilo de vida que mande: puedo comer para sanar y tomar el sol, pero fumar es el condicionante más frecuente después de la obesidad para presentar cualquier tipo de cáncer. Se considera que el 85 % de los cánceres están asociados a obesidad y tabaquismo.

El alcohol está asociado al 4 % de todos los cánceres del mundo y, en cifras, a 750 000 cánceres nuevos cada año. Incluso el consumo leve de alcohol se asocia a 100 000 cánceres nuevos al año, especialmente de hígado y de esófago.

---

86 https://www.iarc.who.int/cancer-topics/#risk-factor

Con respecto a la dieta, se ha identificado que toda la comida a la cual se le adicionan químicos, especialmente nitritos y colorantes, como la comida procesada, las gaseosas dietéticas —por su contenido en edulcorantes no calóricos y artificiales—, los aceites vegetales y los embutidos son condicionantes de cáncer. Algunos han tratado de meter a las carnes rojas en este pastel, pero lo cierto es que los estudios han sido observacionales y no han discriminado la carne industrializada y la carne procesada de la carne roja natural de una vaca que no haya sido sometida a procesos químicos.

Lo contundente hoy en día es que las carnes procesadas y los embutidos están asociados principalmente al cáncer colorrectal, que es responsable de 34 000 muertes al año y se consideran carcinogénicos de primera línea o del grupo 1 en seres humanos, y por eso se deben evitar a toda costa.

Las hormonas con contenido de estrógenos, que toman nuestras jóvenes como anticonceptivos o mujeres menopaúsicas como terapia de reemplazo hormonal, están relacionadas también con el cáncer de mama, de ovario y de endometrio. Por eso se deben evitar, en lo posible, en cualquier época de la vida.

La exposición a factores ambientales, especialmente a radiaciones como las electromagnéticas de las antenas 3G, 4G, 5G y 6G, y la exposición constante a celulares hoy está relacionada con múltiples causas de cáncer, entre ellos de cerebro. Y, por último, entre las infecciones más relacionadas con el cáncer está el virus de las hepatitis B y C, y el virus del papiloma humano en mujeres.

Conclusiones

El cáncer es hoy la segunda causa de muerte en el mundo. Unida a la enfermedad cardiovascular, ambas son responsables de la mitad de las muertes que suceden cada año en todo el planeta, o sea de unos 30 millones de personas. Tiene un agravante adicional, y es que es la enfermedad de más rápido crecimiento y nos está consumiendo y mermando nuestras esperanzas de vida. Debemos entender que solo el 5 % de los tumores malignos son genéticos o heredados, y en el restante 95 % vivimos para construir una célula cancerígena sin saberlo. El cáncer es una enfermedad de la mitocondria, o sea de la maquinaria energética de la célula, y por esto la obesidad, comer carbohidratos y tener niveles de insulina elevados son factores preponderantes para presentar cualquier tipo de tumor. Asimismo, la falta de sol y los niveles bajos de vitamina D son los factores secundarios más importante después de la obesidad para desarrollar un tumor. Este es un gran problema para la humanidad, que cada vez se aleja más del sol, porque nos han hecho pensar que el sol da cáncer, cuando lo cierto es que hoy esta enfermedad se asocia a niveles bajos de vitamina D y esta no se come, la produce la piel cuando los rayos ultravioleta del sol de mediodía se ponen en contacto con el colesterol de la dermis. Qué disyuntiva. El astro rey, que existe en el universo desde muchísimo antes que nosotros y que es el responsable de la vida en el planeta, de la atmósfera y de la producción de oxígeno, ahora, por arte de magia, se volvió contra nosotros para producirnos cáncer.

ESO NO ES CIERTO DE NINGUNA MANERA. El sol existe para darnos vida, guiar nuestras hormonas y protegernos de la enfermedad, y antes de que existieran los medicamentos, apenas hace 120 años, era el arma secreta sanadora de la humanidad, tanto que Hipócrates nos dijo: "Donde entra el sol, nunca entra un médico".

El cáncer es una enfermedad que cuando se instaura solo busca matarte y no podemos pensar en remedios mágicos; debemos luchar con todas las estrategias disponibles para vencer esta mortal enfermedad. Cuando digo todo, me refiero a erradicar la célula tumoral con todas las armas disponibles: cirugía agresiva, quimioterapia, radioterapia y, de forma coadyuvante, la dieta Keto y el sol. Pero nunca se debe pensar que solo con dieta cetogénica o vitamina C en altas dosis será suficiente para acabar con esta enfermedad.

Bibliografía

Ho, V. W. *et al*. A low carbohydrate, high protein diet slows tumor growth and prevents cancer initiation. *Cancer Res*. 2011;71(13):4484-4493.

Hopkins, B. D. *et al*. Obesity and cancer mechanisms: Cancer metabolism. *J Clin Oncol*. 2016;34(35):4277-4283.

İyikesici, M. S. *et al*. (2017). Eficacy of metabolically supported chemotherapy combined with ketogenic diet, hyperthermia, and hyperbaric oxygen therapy for stage IV triple-negative breast cancer. *Cureus*, 2017;9(7):1445.

Klement, R. J. *et al*. Is there a role for carbohydrate restriction in the treatment and prevention of cancer? *Nutr Metab*. 2011;26(8):75.

Weber, D. D. *et al*. Ketogenic diet in cancer therapy. *Aging* (Albany, NY). 2018;10(2):164-165.

Zhou, W. *et al*. The calorically restricted ketogenic diet, an effective alternative therapy for malignant brain cancer. *Nutr Metab*. 2007;4:(5).

Zuccoli, G. *et al*. Metabolic management of glioblastoma multiforme using standard therapy together with a restricted ketogenic diet: Case Report. *Nutr Metab*. 2010;(33).

CAPÍTULO 11

Comer para sanar. La dieta Keto perfecta de tu Doctor Bayter.

La sanación solo comienza cuando tomo el control de lo que meto a mi boca. Ninguna estrategia para sanar dará fruto hasta que no tomes el control de tu alimentación. Este capítulo fue escrito por el ser que más amo en mi vida. Mi soporte, mi amiga y la más ketoperfecta de todas las mujeres que conozco, mi esposa, Viviana Ospino.

Por Viviana Ospino

Cuando pienso en mi pasado siempre recuerdo que desde el momento en el que tuve mi primera menstruación, mi salud dio un giro significativo: dolores de cabeza insoportables, cólicos horribles e inflamaciones en los ojos que hacían que mis amigos me dijeran: "Otra vez estás como Mr. Magoo" (un personaje cómico de mi adolescencia que tenía los ojos muy inflamados).

Pasé por diferentes médicos y el resultado era siempre el mismo. Me decían que no tenía nada, que todo lo que sentía era normal por los cambios hormonales y que debía tomar medicamentos durante los días del periodo, y que evitara comer helados y dulces en esos días. La verdad, me acostumbré, incluso mis amigos y el colegio también se acostumbraron a verme así todos los meses. Era parte de mi vida y estos medicamentos se convirtieron en parte del presupuesto de mis papás, y después cuando me independicé también del mío. Siempre tenía en mi bolso pastillas de ibuprofeno. Era mi dosis diaria. Todos los días me tomaba dos pastillas en ayunas (por si acaso), y en los días previos a la menstruación aumentaba la dosis con el fin de aliviar los dolores y que estos no fueran tan fuertes y limitantes, pues ya estaba trabajando, y a diferencia del colegio, donde me permitían faltar a clases, en el trabajo no iban tolerar eso. Me acuerdo que un día me dio una migraña insoportable y tenía una reunión muy importante a la que no podía faltar, y como esas pastillas no me funcionaban, me fui a una farmacia donde me ofrecieron unas gotas maravillosas de dipirona. El farmaceuta me dijo: "Con tres gotitas se le calma el dolor". De una me las tomé y el dolor disminuyó, pero persistía. Al llegar a la reunión me ofrecieron una cerveza y por supuesto no me negué a recibirla. Antes de tomar el primer sorbo, pensé que me iba aumentar el dolor, así que me tomé tres gotas más para evitar una recaída. Descubrí la pócima mágica. Un sorbito de cerveza y tres gotas más, y créanme que, por arte de magia, el dolor se calmó. Pero lo mejor fue la sensación que esta mezcla produjo en mi cuerpo. Y ahí entré en un segundo círculo de mi vida, porque encontré un medicamento con el que no tenía que esperar tanto para que hiciera efecto.

Ahora sí había encontrado lo que creía que era la solución para mis dolores: todos los días el ibuprofeno y cuando eran fuertes o sabía que iba a salir a divertirme y tomarme unas cervecitas, mis gotitas mágicas. Esta sensación de tranquilidad y de poder manejar rápidamente mis migrañas me hacía sentir que por fin tenía el control sobre mis dolores. Por supuesto, esta sensación de tranquilidad se reflejó en que cada vez necesitaba dosis más altas. Ya ni siquiera contaba las gotas, era sencillo: el chorro y listo.

Estuve así durante muchos años, hasta que la vida, el universo, los astros, el destino, o como lo quieran llamar, en mi caso Dios, trajo a mi vida a quien ustedes aquí conocen como TU DOCTOR BAYTER. Para mí, un hombre interesante, inteligente, mágico, que en ese momento no pensé que fuera a transformar mi vida y mucho menos que se fuera a quedar en ella. Para ustedes, el Doctor Bayter, para mí, hoy, el hombre de mi vida, con quien tengo una familia y con el que día a día construimos un hogar sano y feliz, y con quien quiero llegar al final de mis días.

Pero no siempre fue así, porque Kike llegó a cuestionar mi alimentación, mis maneras de calmar los dolores y, por ende, mi vida. Me acuerdo del día que me vio sacar del bolso las gotas mágicas, y así, hablando como si nada, por instinto, le agregué un buen chorro del medicamento al agua que había pedido, y seguí mi conversación. Con la cara que hizo, este hombre me lo dijo todo. Entonces, sin que me preguntara, le respondí: "Ah, es que esto me ayuda a calmar los dolores de cabeza, me las recetó el médico", y seguí hablando. Después tomé un sorbo de cerveza y seguí conversando. Aunque él no me dijo nada en ese momento, al final de la cena me explicó que ese medicamento tiene efectos secundarios para el corazón y que era superimportante que lo suspendiera. Por supuesto, no lo hice. Solo paré cuando un día, después de tomar una cantidad importante del medicamento, me dio algo en el cuerpo que no podía controlar y me asusté. Entonces empecé a disminuirlo, y reconozco que no fue fácil porque ya me había acostumbrado. Por consiguiente, aumenté entonces las dosis del ibuprofeno y en ocasiones o en momentos muy críticos, de tramadol.

A pesar de estar casada con el Doctor Bayter, y que todos los días tenía que escucharlo hablando de lo mismo, y peor aún, siendo yo la que lo acompañaba en todos sus cambios y compras

228 EL PODER DE SANAR

de alimentos, seguí creyendo que cada cosa que él practicaba era una exageración. Y bueno, como dicen por ahí, "en casa de herrero, azadón de palo". Un día estábamos con unos familiares, me dio una de estas migrañas horribles y un primo me dijo que mi problema era la alimentación y que debía volverme vegetariana o parcialmente vegetariana, porque así iba a mejorar mi salud. Yo llegué a la casa con esa gran noticia y dije: "Cielo: como tú no me pones atención, porque cuando te hablo de mis males tu única respuesta es LA SOLUCIÓN ESTÁ EN TUS MANOS: debes cambiar tu alimentación', pues aquí te estoy dando gusto y voy a cambiar la alimentación". Bueno, ese sí fue el inicio de la catástrofe en mi salud. Aclaro que tengo un respeto único por los vegetarianos; sin embargo, para mi organismo fue un desastre.

Debo reconocer que nunca fui una mujer dulcera; de hecho, como desde niña lo único que me decían los médicos era que no comiera dulce, mi consumo siempre fue mínimo. Tampoco era de pizza, hamburguesas o comidas rápidas. Por eso sentí que la alimentación vegetariana era lo mío, pues me fascinaban las pastas, los panes, el arroz, los frutos secos, los granos, las sopas y los jugos de frutas...

Gracias a Dios hoy miro hacia atrás y, como dice mi esposo, los puntos se unen en algún momento. Mi cuerpo explotó a los seis meses de seguir esa dieta. La descompensación que tuve fue increíble. No solo persistieron todos los dolores anteriores, sino que se me bajaron las defensas al piso, me dio lo que aquí llamamos "culebrilla" (herpes zóster) y me agarró el nervio ciático (ciática). Ya no solo tenía que tomar lo que era mi dosis diaria, sino muchos medicamentos más. Para este momento tenía 45 o 46 años, y tres hijos, de los cuales la última tenía menos de dos años. Era una mujer joven, pero completamente enferma. No creo que enferma de muerte, pero totalmente incapacitada, un horror. Pero aun así el camino más fácil, para mí, eran los medicamentos.

El momento decisivo llegó quizás un año o año y medio después de todo esto, cuando ya no podía ni amarrarme los zapatos sola. Entonces mi papi, que en ese momento tenía más de 80 años, era quien me ayudaba y jugaba con mis hijas. Mi mami sabiamente me dijo estas palabras: "Hija, nosotros vamos a estar contigo toda la vida. Así como te cuidamos ahora vamos a cuidar a tus hijos. Pero nosotros ya estamos viejos y seguramente no vamos a durar mucho, en cambio tú estás en la plenitud de la vida. Tus hijos te necesitan y más adelante te necesitaremos nosotros. Creo que Kike tiene razón en todo lo que dice y lo que come, porque ese hombre cada vez está más joven, más enérgico y con más vida. Donde tu sigas así, no solo te vas a quedar en cama, sino además te vas a quedar sin marido".

Y fue cuando decidí no tomar el control de mi salud todavía, pero por lo menos empezar a leer lo que mi esposo escribía y mirar los videos que yo le ayudaba a grabar. A preguntar un poquito más sobre los alimentos. Aunque parezca increíble, yo, que había sido parte de la construcción de este método, y que había dedicado tanto tiempo y esfuerzo en hacer las recetas, definiendo cantidades y productos, que cocinaba todos los días cada plato para su aprobación y para saber si cumplía con los requerimientos de cada una de las fases… no había considerado ni siquiera probar el método en mí. No había dimensionado la fuerza y el poder de la alimentación.

Asumir ese reto fue una de las mejores decisiones de mi vida y, vuelvo y repito, aun cuando ya conocía este método, ya conocía las fases, no había considerado que fuera la solución a mis problemas de salud. Menos aún que, sin saberlo, fuera la anticipación del bienestar para lo que venía y yo no tenía contemplado: la MENOPAUSIA.

Cualquier persona pensará que las mías eran dolencias comunes y que la menopausia es el curso natural del proceso de ser mujer, y, para ser sincera, eso pensaba yo también. Pero hoy, cuando mi salud está a otro nivel, cuando no me tomo un solo medicamento, cuando no tengo ningún dolor que me incapacite, cuando mi energía es ilimitada, cuando mi piel está bonita, cuando mi apariencia física es más joven que la de mi edad cronológica, cuando me llegó la menopausia sin malestares y calores, cuando me despierto con ganas de comerme el mundo, es cuando digo: ¡Qué equivocada estaba! Había normalizado sentirme mal.

No quiero que piensen que como soy la esposa del Doctor Bayter es lógico que diga y haga lo que él dice, porque me costó años entender y después lograr desarrollar hábitos que me ayudarán a potencializar día a día mi capacidad para conocer mi cuerpo.

Si ustedes hoy me preguntan qué es para mí la DKP, no es porque sea estricta o porque sus recetas sean perfectas, o porque te ayuden a sanar o bajar de peso de la noche a la mañana (la verdad eso no me pasó a mí); yo creo que el método es perfecto porque TÚ lo haces perfecto. Es perfecto, porque te permite, a través de la repetición de las fases, desarrollar hábitos alimenticios, entender tu cuerpo, conocer los alimentos, identificar cuáles son apropiados para ti y cuáles no deben hacer parte de tu vida. El chiste está en lograr saber cuándo, cuánto y cómo comer, cómo lograr hacer alianzas entre el cuerpo, la mente y los alimentos, y que así la dieta sea perfecta para ti. Se trata de mejorar a través de las fases de manera gradual. Día a día tener pequeños triunfos y avances, no solo en el peso, sino en lo más importante, el conocimiento de tu cuerpo, de tu mente, de la fortaleza que puedes tener. Se trata de dar esos pasos pequeños que se transformarán en grandes resultados. Porque la meta no es hoy, la meta es llegar hasta el último día de mi vida SANA, ENÉRGICA Y FELIZ.

Método DKP

El método DKP, comer para sanar, es la puerta de entrada para que comiences a construir salud. Es una adaptación personalizada de la dieta cetogénica tradicional, realizada por fases, que busca beneficios mucho más allá de bajar de peso o modular enfermedades. Es un método que te permite día a día conocer tu cuerpo y los alimentos, cómo reaccionan cada uno de ellos dentro de tu organismo, y a partir de ello, desarrollar hábitos que te permitan la construcción de una dieta perfecta sanadora y sostenible en el tiempo.

Para desarrollar un método tienes que trabajar en él, probarlo, vivirlo, volverlo a probar, hacer ajustes, volver a probarlo, corregirlo y luego vivir el método todos los días de tu vida.

¿Por qué un método por fases y por qué debe durar mínimo 210 días?

Está demostrado que tu cuerpo es una maquinaria perfecta de supervivencia y adaptación inconsciente, regido por el sistema nervioso autónomo. Los mecanismos adaptativos se perfeccionan a través de las repeticiones; por esta razón, si trotas todos los días, en cuatro semanas lo conviertes en un hábito. Lo mismo si empiezas a ir al gimnasio, a montar bicicleta o a cambiar tu alimentación.

Esto es muy bueno cuando se trata de rutinas sanas en tu vida, pero es una catástrofe cuando estás realizando cambios alimenticios que conduzcan a bajar de peso, pues tu organismo busca unos mecanismos autónomos compensadores, como la disminución del metabolismo, que llevan a que tu pérdida de peso se frene y eso te lleve a suspender esa forma de alimentación, porque el esfuerzo no habrá valido la pena. Ahora bien, las repeticiones son lo único que hace que adquieras hábitos y por eso son tan importantes en el método. Sin embargo, los alimentos, las cantidades, los horarios, la calidad de los alimentos son los que se deben ajustar durante esas repeticiones diarias; por eso, al virar entre cuatro fases muy diferentes y hacer cambios concretos, no permitimos que el cuerpo se adapte y en el transcurso de los días te sorprenderás de todos los cambios que ocurrirán en tu organismo, del conocimiento que obtendrás sobre él, de los tiempos y los momentos para ingerir un alimento y seguir bajando de peso.

El método debe durar mínimo 210 días por una sencilla razón científica: todos los estudios que se han hecho acerca de la dieta cetogénica para bajar de peso, mejorar los índices de riesgo cardiovascular, prevenir y modular enfermedades, mejorar la resistencia a la insulina, poder quitar medicamentos como insulina o modular las cifras de tensión arterial, se han realizado mínimo a las 24 semanas y muchos a las 56 semanas. Ahora bien, yo voy más allá con este método, porque si bien es sanador, debe convertirse en la construcción de un estilo de vida donde las repeticiones diarias de las pequeñas buenas decisiones en tu alimentación te lleven a desarrollar buenos hábitos alimenticios, pequeñas decisiones de conocimiento, pequeñas mejoras en tus rutinas diarias. Así en ocasiones te parezca que no estás logrando nada, verás como se acumula el cambio en ti durante las fases. En la medida en que estas se repitan una y otra vez, lograrás que tu estructura mental cambie, y es ahí cuando lograrás hacer alianzas entre tu mente, tu cuerpo y los alimentos.

Antes de darte a conocer cada una de las fases, te voy a decir cuáles son los consejos básicos para el MÉTODO DKP (esto debes aplicarlo en TODAS las fases):

- Elimina el consumo de cremas, mantequilla o aceites en el café.
- Elimina endulzantes o edulcorantes, así sean naturales, incluso la estevia.
- Elimina las sopas, cremas y zumos verdes (solo se permiten los consomés).
- Elimina las carnes procesadas, embutidos y cualquier otra proteína que no sea natural.
- Elimina el consumo de panes, pasteles, tortas, galletas, dulces, chocolates, en fin, todo lo que sabe a dulce.
- Elimina el consumo de leche de vaca o de cualquier animal.
- Elimina las avenas y todo lo que tenga gluten.
- Elimina toda clase de paquetes, así sean chicharrones. Procura comer todo natural.
- Elimina la crema de leche en cualquier comida.
- Elimina las semillas, como la chía o la linaza.
- Elimina todos los aceites vegetales como el de girasol, canola, cártamo o chía. El único aceite vegetal que se debe consumir es el aceite de oliva extravirgen (para usar en frío).
- Solo podrás cocinar con estas grasas: manteca de cerdo, de res, de pollo; mantequilla de vaca 100 % de pastoreo, ghee o aceite de coco.
- Lo más importante durante todo el proceso es la HIDRATACIÓN. Esta es la esencia fundamental en el método DKP y en un estilo de vida sanador. Por eso siempre debes estar muy bien hidratado. Como mínimo debes tomar 3 litros de agua con sal. Por cada litro, media cucharadita de sal (2,5 gramos).

Ahora, de manera resumida te voy a explicar las cuatro fases del método que cambiará tu vida. Si te interesa aprender más acerca

de cómo comer para sanar, te recomiendo que compres el libro
del Doctor Bayter *Comer para sanar.*[87]

Fase 1 KETOBAYTER

La fase 1 es la puerta de entrada al método DKP. Es la fase abrupta y difícil porque significa un cambio completo de tu vida. En
los 21 días que dura esta fase vas a conseguir objetivos sublimes,
demostrados y medibles.

Después de décadas de tener las hormonas enloquecidas, lo
que me convirtió en una máquina para formar grasa y producir
enfermedad, te puedo asegurar que en esta primera fase empe-
zarás a alinear las hormonas, comenzarás a bajar tus niveles de
insulina y subir los de glucagón y lipasa. Esto crea un ambiente
perfecto para que, a partir de los días 6 a 7, empieces a cambiar
el sustrato energético en las mitocondrias de tus células y pases
de usar los carbohidratos sucios a usar la grasa que comes y tu
grasa corporal como fuentes de energía.

En esta fase, todos los días tu alimentación debe estar constituida por 70 % grasa, 25 % proteínas y 5 % carbohidratos (25
gramos de carbohidratos, exclusivamente de vegetales verdes).

OBJETIVOS DE LA FASE 1
* Producir cuerpos cetónicos que le dan energía a tu cerebro.
* Disminuir la adicción al azúcar y todo lo que sabe a dulce,
  incluyendo los carbohidratos.
* Empezar a desinflamar tu cuerpo.

---

87   Bayter, Doctor. *Comer para sanar.* Bogotá: Editorial Planeta Colombia, 2023.

CONSEJOS PRÁCTICOS DE LA FASE 1

- Antes de iniciar, te doy el mejor consejo para el resto de tu vida: TODO LO DEBES DOCUMENTAR. Busca una agenda, cuaderno o diario y escribe todo lo que pasa en tu día a día: qué comes, qué no comes, qué te faltó por hacer, qué haces, cómo te sientes, ¡todo! Porque así podrás ver tu evolución y saber qué es lo mejor para ti. Es el diario de tu vida, tu biblia, y es la herramienta más importante para este camino que transformará tu salud de manera positiva.

- Desayuna SIEMPRE. No debes dejar de hacerlo, a la hora que te dé hambre, pues es el momento en donde debes concentrarte y así recargarte para el día. Por eso debe ser con una gran cantidad de grasa y una proteína, esta es la clave. Si quieres algún vegetal, te sugiero los de menor cantidad de carbohidratos, como los champiñones o las espinacas.

- El almuerzo debe ser con una muy buena porción de proteína grasosa (siempre esta grasa debe ser entre el 65 y el 70 % de tu plato) y con buena cantidad de vegetales. Busca los que menos carbohidratos tienen y así puedes comer grandes cantidades. Además, verifica muy bien los aderezos que utilices para estos vegetales, porque si son industriales, te aseguro que traen azúcares ocultos, así que te aconsejo que sean naturales. Si estás fuera de casa pides solo los vegetales y les agregas aceite de oliva extravirgen, sal y pimienta.

- Te sugiero que la cena sea ligera; debe tener poca grasa. Vas a descansar, y como durmiendo no necesitas energía, lo ideal es que sea huevo, pero si decides que sea otra grasa proteica, puede ser salmón, trucha o sardinas, siempre naturales y no más de 60 a 80 gramos.

- Si hay hambre entre el desayuno y el almuerzo, o la que para ti sea tu comida principal, debes comer. No aguantes hambre. Lo que comas deben ser *snacks* proteicos y grasos (por ejemplo, 40 gramos de panceta o chicharrón natural que puede ser de cerdo, res o pollo, 10 aceitunas, 50 gramos de queso —preferiblemente graso— o 2 huevos cocidos).

- No debes consumir más de 25 gramos de carbohidratos al día y solo de las verduras verdes (preferiblemente en la comida principal).
- Algunas personas pueden sufrir de estreñimiento y calambres con este cambio de alimentación. Si es tu caso, te sugiero que, además de la buena hidratación y de la buena cantidad de vegetales que debes comer, antes de dormir tomes 2 cucharadas de aceite de oliva y un suplemento de magnesio de 400 mg.
- Si por el contrario eres de las personas que tienen el efecto inverso, suspende el magnesio por 3 días mientras se estabiliza tu cuerpo y retoma con 200 mg, y vas subiendo la dosis hasta llegar a 400 mg.
- Si sientes que al aumentar de 300 a 400 mg regresa la diarrea, pues eso quiere decir que tu dosis es de solo 300 mg. Ahora bien, el magnesio es fundamental en nuestro organismo, pues tiene grandes beneficios.

¿CÓMO COMER EN FASE 1?

Aquí encontrarás dos días de menú para que aprendas a combinar los alimentos durante esta fase.

MENÚ DÍA 1
(Para una persona)

Desayuno
SENCILLAMENTE TRADICIONAL

Ingredientes:

- 2 huevos
- 35 gramos de queso manchego, queso para asar o el queso que tengas en casa, pero que sea bien graso
- 2 lonjas (50 gramos) de panceta de cerdo, tocineta o el llamado bacon (pero que sea natural)

- Sal y pimienta
- Mantequilla de vaca 100 % de pastoreo, manteca de cerdo o aceite de coco

Preparación:

Clásico de los clásicos desayunos, para todos los gustos.
- Pueden ser los huevos revueltos, ya sea con el queso y la tocineta.
- Huevos fritos al gusto, con el queso derretido encima y la tocineta sofrita aparte.
- Huevos en tortilla con trozos de queso y tocineta.

En fin, la decisión está en tus manos, pero eso sí, siempre hechos en mantequilla, manteca de cerdo o aceite de coco.

Almuerzo
ESPAGUETIS SIN REMORDIMIENTOS

Ingredientes:

- 150 gramos de pechuga o pernil de pollo desmechado y precocido
- 80 gramos de queso mozzarella en trozos
- 60 gramos de queso crema
- 40 gramos de crema agria
- 300 gramos de zucchini (calabacín)
- 100 gramos de tocino precocido
- 20 gramos de mantequilla
- 3 gramos de ajo finamente picado
- 2 cucharadas (20 gramos) de queso parmesano
- 120 gramos de aguacate

Preparación de la salsa:

- En una sartén bien caliente pon a derretir el queso crema y la crema agria.
- Cuando esté burbujeante, agrégale los pedazos de queso mozzarella y revuelve.
- Baja el fuego y deja que todos los quesos se derritan.
- Simultáneamente en otra sartén pon a sofreír el tocino y agrégale sal, pimienta y especias al gusto.
- Revisa la salsa de queso. Revuelve y agrégale la panceta y el pollo desmechado, tapa y apaga. Deja conservar mientras haces los espaguetis.

Preparación de los espaguetis:

- Corta el zucchini con una máquina para hacer espaguetis. Si no tienes máquina, córtalo con un cuchillo bien delgadito en forma de espaguetis.
- Pon en la sartén 2 cucharadas de mantequilla, ajo, sal y pimienta, y revuelve a fuego alto.
- Cuando esté bien caliente, agrega los espaguetis de zucchini.
- Salpimienta y, con unas pinzas, gíralos durante 2 minutos o hasta que veas que se empiezan a dorar, pero sin que se ablanden.
- Una vez listos, sírvelos en un plato y agrégales la salsa que tienes conservando.
- Antes de servir, espolvorea con queso parmesano y más pimienta, y al lado sirve una porción de aguacate.

Cena
HUEVOS EN SALSITA

Ingredientes:

- 9 huevos de codorniz cocidos duros (o 2 huevos de gallina, pato o el huevo de tu preferencia)
- 1 ajo (1 gramo) finamente picado
- 1 cucharadita de pereji. finamente picado
- 2 cucharadas de queso crema, crema agria o mayonesa casera
- 2 cucharadas de mantequilla de vaca 100 % de pastoreo
- Aceite de oliva extravirgen
- Sal y pimienta

Preparación:

- Pela los huevos y déjalos en un plato.
- En una sartén caliente con mantequilla pon a sofreír el ajo.
- Cuando esté doradito, agrega el perejil, la crema agria o el queso crema.
- Salpimienta y revuelve durante menos de 1 minuto.
- Agrega los huevos y revuelve para que se incorporen en la salsita.
- Sirve de inmediato.

MENÚ DÍA 2

Desayuno
CHORIHUEVO

Ingredientes:

- 60 gramos de pernil de pollo desmechado y precocido (o una proteína de tu gusto, diferente del huevo)
- 1 huevo cocido partido en dos
- 1 chorizo español o artesanal (revisa que sea natural, sin químicos) partido en rodajas (15 gramos) o 1 lonja de tocino (25 gramos) finamente picado y ya sofrito

- 1 cucharadita de albahaca
- 5 gramos de cebollín o cebolla larga finamente picada
- 1 cucharada (10 gramos) de crema agria o mayonesa casera
- Aceite de oliva extravirgen natural o aromatizado
- Sal y pimienta

Preparación:

- En un tazón pon el pollo, la albahaca y el cebollín. Salpimienta y revuelve.
- Enseguida agrega la mayonesa o la crema agria y un chorrito de aceite, revuelve y deja conservando.
- En un plato pando pon el huevo y agrégale el pollo esparcido.
- Salpimienta una vez más y agrega el chorizo encima.
- Antes de servir, rocíale un poco más de aceite de oliva.

Almuerzo
CHIMICHURRASCO

Ingredientes:

- Churrasco de cerdo, de res c de pollo (mujer: 220-260 gr máximo; hombre: 280-340 gr máximo)
- 40 gramos de pimentón finamente picado (para preparar el chimichurri)
- 2 cucharadas de perejil finamente picado (para preparar el chimichurri)
- 1 diente de ajo (2 gramos) finamente picado (para preparar el chimichurri)
- 1 cucharada de mantequilla de vaca 100 % de pastoreo

Ingredientes para la ensalada:

- 40 gramos de tomate *cherry* entero o picado
- 60 gramos de lechuga picada en trozos
- 20 gramos de espinaca picada en trozos
- 100 gramos de pepino picado en julianas
- 20 gramos de cebolla blanca o roja picada en julianas
- 80 gramos de aguacate picado en julianas
- Aceite de oliva extravirgen
- Vinagre balsámico, vinagre de sidra de manzana o vinagre blanco
- Sal y pimienta

Preparación del churrasco y el chimichurri:

- En una sartén amplia, a fuego alto y con mantequilla, sella el churrasco por lado y lado.
- Una vez sellado, voltea y a fuego bajo deja que continúe su cocción.
- Simultáneamente haz la salsa de chimichurri: revuelve en un tazón el pimentón, el perejil y el ajo. Baña con una cantidad generosa de aceite de oliva y si deseas salpimienta y deja conservando (hasta que el churrasco esté según tu gusto).

Preparación de la ensalada:

- En un tazón pon todos los ingredientes, excepto el aguacate.
- Salpimienta y baña con un chorrito de aceite de oliva, un chorrito de vinagre y revuelve.

- Una vez más, salpimienta y agrega un chorro generoso de aceite de oliva; revuelve y pon el aguacate.
- Ya lista tu ensalada y tu proteína, comienza a emplatar. En un plato amplio sirve el churrasco, agrégale la salsa de chimichurri encima y sirve con la ensalada.

Cena
EMPANADA RELLENITA

Ingredientes:

- 30 gramos de champiñones en lámina
- 3 cucharadas (30 gramos) de queso parmesano
- 1 ajo (1 gramo) finamente picado
- 1 lonja (15 gramos) de tocineta natural finamente picada
- Mantequilla de vaca 100 % de pastoreo
- Sal y pimienta
- Aceite de oliva extravirgen natural o aromatizado

Preparación:

- Pon a sofreír el ajo por 1 minuto en una sartén con 1 cucharada de mantequilla.
- Agrega la tocineta y revuelve.
- Pasados dos minutos agrega los champiñones y revuelve.
- Deja sofreír por dos minutos más o hasta que la tocineta esté bien crujiente, tapa y deja conservar mientras preparas la masita de tu empanada.
- En una sartén pequeña y redonda, coloca bien esparcido el queso a fuego bajo.
- Cuando esté burbujeando, agrega el relleno de champiñones que tienes conservando.
- Cierra en forma de empanada con ayuda de una espátula. Deja que endurezca y sirve de inmediato.

Fase 2: LIPOBAYTER

Vienes de la fase 1 y durante esos 21 días no comiste ningún carbohidrato diferente de las verduras verdes y eso logró una armonía hormonal perfecta que hizo que tu cuerpo empezara a producir una energía hermosa y curativa que está transformando tu vida.

Ahora bien, así como la fase 1 es el cerebro del método DKP, lo que te hace lograr esa armonía hormonal, la fase 2 es el corazón de la sanación. Es decir, permite que empieces a conocer los alimentos, mejorar tu salud y seguir bajando de peso. No debes ni puedes quedarte en fase 1 toda la vida; no olvides que tu cuerpo es una máquina perfecta y se adapta fácilmente.

Pasar a la fase 2 y consumir una pequeña cantidad de carbohidrato adicional y diferente de las verduras verdes hace que tu metabolismo tenga un revolcón y es ahí cuando tu cuerpo cree que está recibiendo otra clase de alimentación, sin tener tiempo de adaptarse, y así puede continuar el proceso de eliminación de grasa.

En esta fase seguirás comiendo como lo hiciste durante tus primeros 21 días. La diferencia está en los carbohidratos y en los días en que los vas a consumir. Es decir, seguirás consumiendo los 25 gramos de carbohidrato derivados de las verduras verdes y, además, consumirás 20 gramos de carbohidratos adicionales diferentes de las verduras verdes, y los vas a buscar en los granos (como lentejas), cereales (como arroz salvaje), harinas (como harina de almendras) o frutos secos (como macadamia). Cualquier carbohidrato adicional que elijas debe ser de bajo índice glucémico (entre 0 y 35), la porción debe ser de máximo 35 gramos al día y se debe consumir día de por medio (un día sí, un día no).

OBJETIVOS DE LA FASE 2

- La no adaptación de tu organismo.
- Flexibilidad metabólica, es decir, que tu cuerpo pueda usar cualquier sustrato como energía.
- Lo más importante es que en esta fase comienza la alianza alimento, cuerpo y mente, y empezamos a personalizar nuestra dieta y a prepararnos para llegar al estilo de vida sanador.

El éxito solo depende de identificar los alimentos que mejor le van a nuestro organismo o, por el contrario, aun cuando estos sean naturales, conocer cuáles no son favorables para ti.

CONSEJOS PRÁCTICOS DE LA FASE 2

- El carbohidrato adicional que vas a escoger debe ser siempre diferente, no puedes repetirlo más de dos veces a la semana. Ten en cuenta que aquí no clasifican ni las frutas, ni la harina de trigo, de cebada o de centeno, y mucho menos la avena. En el método DKP para sanar no estará incluido nada que tenga gluten.
- Los días que comas el carbohidrato adicional debes estar muy atento a cómo reacciona tu cuerpo 3 horas después de la ingesta. Si te da más hambre, o como llamo yo unas ganas locas de seguir comiendo, significa que ese carbohidrato que consumiste activó tu insulina. Por eso debes registrarlo dentro de tu biblia o diario y tacharlo de tu vida.
- De igual manera, debes detectar si comer este carbohidrato adicional te da sueño, diarrea o dolor de cabeza, pues esto significa que ese carbohidrato, por más de que sea de los que se permiten, no lo tolera tu cuerpo. Escucha a tu cuerpo y no olvides registrarlo en tu diario.
- Puedes incorporar leche de coco o de almendras, siempre que

sea natural, pero no olvides que, si decides tomarla, contará como tu carbohidrato adicional del día y debes hacerlo siempre antes de las 4 p. m. Recuerda: no puede ser todos los días y no se puede repetir el carbohidrato extra.

- Ya sabes que en esta fase puedes comer frutos secos, pues son ricos en vitaminas, fibra, proteínas, minerales, grasas saludables, en fin... pero también son carbohidratos y es ahí donde debemos estar alerta. La clave es comerlos con moderación y por supuesto antes de las 4:00 p. m.
- Las frutas son los postres de la naturaleza, y como todo postre no hace parte de un proceso de sanación y por eso no hacen parte del método DKP.

¿CÓMO COMER EN FASE 2?

Aquí encontrarás dos días de menú para que aprendas a combinar los alimentos durante esta fase.

MENÚ DIA 1
(Para una persona)

Desayuno
CANASTILLA

Ingredientes:

- 2 huevos cocidos
- 1 (20 gramos) pedazo de tocineta finamente picada y frita
- 2 (20 gramos) cucharadas de queso crema
- 3 (30 gramos) cucharadas de queso parmesano
- 20 gramos de aguacate
- 1 cucharadita de albahaca fresca finamente picada

Preparación:

- Pon los huevos picados en cuadritos en un tazón y tritúralos con un tenedor.
- Agrega el queso crema y el aguacate, revuelve y sigue triturando hasta formar una mezcla homogénea.
- Una vez todo esté incorporado, agrega la tocineta, la albahaca, un chorrito de aceite, salpimienta, revuelve y déjalo conservando.
- En una sartén redonda y pequeña pon el queso parmesano bien distribuido.
- Calienta a fuego bajo y, cuando veas que está burbujeando, tápalo.
- Cuando el queso esté dorado, retíralo con unas pinzas.
- Con ayuda del revés de una taza pequeña redonda, haz la canastita con el queso y deja enfriar.
- Cuando esté lista la canasta, rellénala con la mezcla que tienes conservando.
- Antes de servir, espolvorea con pimienta y baña con una buena cantidad de aceite de oliva.

Almuerzo
VEGEBAYTER

Ingredientes:

- 2 huevos revueltos ya preparados
- 200 gramos de lomo de cerdo o res o pollo
- 50 gramos de zucchini picado en julianas
- 90 gramos de repollo picado en julianas
- 35 gramos de pimentón picado en julianas
- 15 gramos de cebolla roja picada en julianas
- 10 gramos de ajo finamente picado
- 60 gramos de cebollín finamente picado
- 80 gramos de aguacate
- Aceite de oliva extravirgen
- 2 cucharadas de vinagre balsámico o sidra de manzana
- 20 gramos de mantequilla de vaca 100 % de pastoreo y líquida
- Sal y pimienta

Preparación:

- En una sartén onda y amplia, pon a sofreír el ajo y el cebollín con mantequilla y a fuego alto.
- Cuando esté burbujeando, agrega el pimentón y el repollo. Salpimienta y deja sofreír entre 4 a 7 minutos.
- Agrega el huevo y la proteína.
- Revuelve por 5 minutos más y deja tapado por 2 minutos.
- Al servir, baña con la mantequilla líquida y sirve con una porción de aguacate.

Cena
SENCILLAMENTE TACO

Ingredientes:

- 30 gramos (3 cucharadas) de queso parmesano, para hacer el taco
- 1 huevo revuelto

Preparación:

- En una sartén pequeña y redonda coloca bien esparcido el queso a fuego bajo.
- Cuando esté burbujeando, dóblalo y con una pinza coge una de las puntas del queso hasta que quede en forma de taco.
- Deja que se endurezca.
- Con anterioridad, haz el huevo revuelto sin sal, porque el parmesano es salado.
- Rellena con el huevo.
- Sirve de inmediato.

MENÚ DIA 2
(Para una persona)

Desayuno
OMELETTE

Ingredientes:

- 2 huevos
- 2 (30 gramos) de lonjas de queso cheddar, mozzarella, doble crema o cualquier queso que tengas, preferiblemente graso

- 1 cucharada de mantequilla de vaca 100 % de pastoreo
- Sal y pimienta

Preparación:

- Bate los huevos y salpimiéntalos al gusto.
- En una sartén, coloca a calentar durante unos segundos la mantequilla y por los huevos batidos, pero no los revuelvas pues deben quedar en forma de tortilla.
- Cuando veas que está casi lista, agrégale el queso y dóblala.
- Deja por 1 minuto más, tapa y apaga para que con el calor se derrita el queso.

Almuerzo
EJECUTIVO DE SALMÓN

Ingredientes:

- Salmón fresco entre 280 a 300 gramos para la mujer y de 300 a 380 gramos para el hombre, previamente sazonado a tu gusto y cocido a la plancha
- 100 gramos de aguacate partido en julianas
- 35 gramos de arroz salvaje o "parbolizado", el que menos carbohidratos tenga y cocinado a tu gusto (ESTE ES TU CARBOHIDRATO EXTRA)
- 4 (40 gramos) de tomate partido en cuadritos
- 30 gramos de cebolla morada o blanca picada en julianas
- 15 ml de zumo de limón
- Aceite de oliva extravirgen
- 2 cucharadas de vinagre de sidra de manzana
- 25 gramos de pimentón
- 20 gramos (2 cucharadas) de crema agria o queso crema

Preparación del aderezo:

- En una licuadora agrega el aceite de oliva, vinagre, los pimientos y la crema agria.
- Licua muy bien, salpimienta y vuelve a licuar. Si está muy espeso, agrega otra cucharada de vinagre, aceite de oliva y deja conservando en la nevera.

Preparación del ejecutivo:

- Para emplatar, coloca el arroz como cama y encima los tomates y la cebolla.
- Rocía con zumo de limón y pimienta.
- Finalmente, coloca el salmón, agrega el aguacate y baña con el aderezo.

Cena
PIZZETA DE ESPINACAS

Ingredientes:

- 60 gramos de espinacas enteras y limpias
- 1 huevo
- 2 (20 gramos) de queso parmesano
- Pimienta

- Especias al gusto
- 1 cucharada de mantequilla de vaca 100 % de pastoreo, manteca de cerdo o aceite de coco

Preparación:

- En una sartén redonda y pequeña, pon a sofreír las espinacas por 1 minuto a fuego bajo.
- Simultáneamente, en un tazón bate el huevo, agrégale el queso, la pimienta y las especias al gusto, y bate una vez más.
- Vierte el huevo batido en la sartén y deja por 1 minuto.
- Espolvorea el queso parmesano y tapa. Deja cocinar a tu gusto.
- Una vez listo, sirve de inmediato.

Fase 3 INTERBAYTER

La fase 3 inicia el día 43 de la DKP. Es una fase de 21 días. Algo está pasando después del día 40: ya no te da hambre, ya no quieres comer y por eso en esta fase introducimos el ayuno.

Antes de dejar de comer, debes aprender a comer, y eso fue lo que aprendiste en las fases 1 y 2. No te preocupes, ya estás listo para hacer ayunos sin pasar hambre ni estrés.

El ayuno que vamos a plantear en esta fase lo harás como indican la mayoría de los estudios científicos, o sea, de máximo 18 horas, de forma intermitente, no todos los días, sino tres veces a la semana y solo por 21 días, como un mecanismo perfecto para buscar lo más importante del ayuno que son los beneficios en tu salud, y como efecto secundario, bajar de peso.

Durante esta fase vas a comer de lunes a viernes así:

- Lunes, miércoles y viernes: Días de ayuno. (Ahora bien, si no empiezas un lunes, el día que inicies es el día 1, y haces ayunos intercalados por 3 días).
- Martes y jueves: Comes como lo aprendiste en fase 1.
- Fin de semana: Debes escoger uno de los dos días, sábado o domingo, para hacer fase 2 (incorporas un carbohidrato extra).

OBJETIVOS DE LA FASE 3

El ayuno es una de las mejores maneras de sanar y no una estrategia para bajar de peso, porque tu cuerpo cambia inmediatamente el metabolismo basal para compensar cuando se restringe la ingesta de comida, y esto hace que se adapte y no pierda peso. Por esta razón, el ayuno, si quieres que sea un mecanismo para sanar y mejorar tu salud, no puede extenderse más de 21 días y se debe hacer, como su nombre lo indica, de manera intermitente.

CONSEJOS PRÁCTICOS PARA LA FASE 3

- Durante el ayuno no debes consumir nada, máximo un café, por supuesto sin ningún edulcorante o endulzante, ni siquiera natural. Sin embargo, sí debes estar MUY bien hidratado, ya que en ocasiones podrás confundir el hambre con la sed. Recuerda que la hidratación debe ser siempre con sal.

- Debes romper el ayuno siempre con muy poca comida, algo muy ligero, y debe ser grasa proteica, por ejemplo, dos huevos u 80 gramos de queso grasoso. Lo que comes al romper el ayuno es lo que hace que este te sane o te enferme. La clave está, no en lo que vas a dejar de comer, sino en lo que vas a comer cuando rompas el ayuno.

- 1 a 2 horas después de romper el ayuno con algo ligero, como dos huevos, debes hacer tu comida principal, que ya sabes que debe tener 70 % de grasa, 25 % de proteína y 5 % de carbohidratos (derivados de las verduras verdes).

- Asegúrate de que los ayunos sean de entre 16 y 18 horas. Si te da hambre antes de cumplir estas horas, debes comer. No puedes aguantar hambre, porque el cuerpo se estresa automáticamente y lo que debería ser un beneficio irá en contra de tu salud. En este caso, rompes el ayuno como te lo expliqué anteriormente e intentas que en el siguiente ayuno te vaya mejor. Pero siempre debes escuchar a tu cuerpo.

¿CÓMO COMER EN FASE 3?

Aquí encontrarás dos días de menú para que aprendas a combinar los alimentos durante esta fase.

MENÚ DÍA 1
(Para una persona)

Rompeayuno

(recuerda para este momento ya han pasado entre 14 y 18 horas de ayuno)

QUESO EN ACEITE AROMATIZADO

Ingredientes:

- 40 gramos de queso manchego, o cualquier queso de tu preferencia que sea grasoso, partido en cubos

- 2 a 3 cucharadas de aceite de oliva extravirgen aromatizado (si no tienes utilizas aceite de oliva natural y especias de tu gusto)

Preparación:

- Pon en un tazón los cubos de queso y báñalos con el aceite.
- Si no tienes aceite aromatizado, pon natural y rocíalo con especias.

Almuerzo
COSTILLITAS

Ingredientes:

- Costilla de cerdo, de res o asado de tira precocida (mujeres entre 250 a 320 gramos y hombres entre 320 a 400 gramos)
- Hojas de laurel naturales o secas
- 80 a 100 gramos de tomate cherry picado por la mitad
- Mantequilla de vaca 100 % de pastoreo
- Aceite de oliva extravirgen
- Sal y pimienta

Preparación:

- Pon a derretir una cantidad generosa de mantequilla, en una sartén a fuego bajo.
- Cuando esté casi líquida, agrégale los tomates, el laurel, salpimienta y revuelve.
- Cuando esté burbujeando, pon las costillas a dorar y salpimienta una vez más.
- Cuando estén doraditas, retira y empieza a emplatar.
- Cuando sirvas las costillas, vierte todo lo que tienes en la sartén y sirve con tu ensalada.

Ingredientes para la ensalada:

- 80 gramos de lechuga cortada en trozos
- 25 gramos de espinacas cortada en trozos
- 80 gramos de aguacate o palta
- 40 gramos de tomate *cherry* o normal
- 80 gramos de pepino picado en julianas
- 20 gramos de apio en rama, solo el tallo picado en cuadritos
- 10 gramos de cebolla roja picada en julianas (opcional)

Preparación de la ensalada:

- En un tazón coloca todos los vegetales.
- Baña con el aderezo que tienes en tu nevera.

Cena
PINCHOS DE CODORNIZ

Ingredientes:

- 6 huevos de codorniz cocidos (o 3 huevos de gallina, de pato o el que tengas en casa)
- 7 a 10 aceitunas (1 gramo de carbohidrato)
- 60 gramos de queso holandés o el que tengas en casa, preferiblemente graso, partido en 6 cubos.
- 3 palos de pincho (opcional; si no, se sirve en un plato).
- 3 cucharadas de aceite de oliva extravirgen aromatizado.

Preparación:

- Una vez cocidos y pelados los huevos, inicia el proceso.
- Inserta en cada palito una aceituna, un huevo y un queso. Así con los tres palitos.
- Antes de servir, rocía los pinchos con un poco de aceite de oliva.

MENÚ DÍA 2
(Para una persona)

Desayuno
CHICHARRONES DE POLLO

Ingredientes:

- 120 gramos de piel de pollo
- ½ cucharadita de ajo finamente picado
- Sal y pimienta
- Gotas de limón

Preparación:

- Coloca las pieles de pollo abiertas en una sartén.
- Rocía el ajo y déjalas freír hasta que queden crocantes.
- Baña los cueritos con el limón y sirve de inmediato.

Almuerzo
ATÚN PORTOBELLESCO
(O BERENJENESCO O ZUCCHINESCO)

Ingredientes del atún:

- Lomo de atún fresco, pollo desmechado, carne desmechada o merluza desmechada (170 a 190 gramos para mujer y 190 a 210 gramos para hombre), sazonado al gusto
- 2 portobellos cada uno de 50 gramos o uno de 100 gramos; o 120 gramos de zucchini cortado en círculos; o 70 gramos de berenjena
- 20 gramos de cebolla morada picada en julianas
- 20 gramos de tomate finamente picado
- 1 gramo de chile o ají (opcional)
- 1 cucharadita de perejil
- 1 cucharadita de orégano seco
- 2 cucharadas (20 gramos) de queso parmesano

Ingredientes de la ensalada:

- 50 gramos de kale
- 30 gramos de brotes de alfalfa
- 80 gramos de espinacas
- 60 gramos de lechuga romana
- 15 gramos de pimentón rojo
- 6 cucharadas de aceite de oliva extravirgen
- 30 ml. de zumo de limón = 60 gramos
- 1 cucharada de cilantro finamente picado
- Sal y pimienta

Preparación del atún

- Precalienta el horno a 180 °C.
- Pon los portobellos bocabajo en una sartén, habiéndoles quitado previamente el corazón con cuidado para no partirlos. Ásalos por menos de dos minutos para que se soplen (igual si es berenjena, pero si utilizas el zucchini lo dejas crudo).
- En otra sartén, sella el atún con mantequilla a fuego alto y deja reposar, para después cortarlo en trocitos bien pequeños.
- En esta misma sartén, y con un poco más de mantequilla, agrega la cebolla, el tomate, el chili, el orégano, el perejil, salpimienta y deja cocinar por 2 a 3 minutos.

- En una refractaria con mantequilla esparcida coloca los portobellos y rellénalos con el atún (igual si es la berenjena o las rodajas de zucchini).
- Hornea por 10 minutos c hasta que el atún esté a tu gusto.
- Antes de retirarlo, agrégale 2 cucharadas de aceite de oliva, espolvorea con el perejil y el queso parmesano, y deja en el horno apagado por dos minutos más.
- Sírvelo con ensalada.

Preparación de la ensalada:

- En una licuadora pon el aceite, el cilantro y el limón, y bate hasta que todos se incorporen.
- En un tazón agrega los brotes, las espinacas, la lechuga y el pimentón, báñalos con el aderezo y luego sírvelos con los portobellos.

Cena
HUEVOS AL GUSTO

Fase 4 KETOMETABOLISMO

La fase 4 es de siete días llenos de vida. Dura solo siete días, porque es una fase restrictiva desde el punto de vista alimentario, que te lleva a limpiar tu cuerpo, tu metabolismo y tu hígado al volver a nuestros inicios, a lo natural.

Cuando hablo de volver a nuestros inicios es porque durante estos 7 días vas a probar la dieta cetogénica en su máxima expresión. Es una fase en la que en algunos días (intercalados) vas a obtener la ingesta de alimentos de origen animal en casi un 100 % y vas a eliminar casi al 100 % la ingesta de alimentos de origen vegetal.

Te preguntarás por qué de esta forma y por qué después de más de 60 días del método. Y la respuesta es una sola: tu mente y tu cuerpo ya están preparados para resistir grandes cambios en una rutina diaria de alimentación y es la forma de preparar, una vez más, tu cuerpo y tu mente para reiniciar, después de 70 días, el método DKP desde la fase 1, día 1.

En la fase 4 vas a tener una combinación de la fase 1 y días semicarnívoros, de la siguiente manera:

- Días 1, 3 y 5 haces alimentación semicarnívora (decimos "semi" porque incluimos ajo o especias).
- Días 2, 4, 6 y 7 haces la dieta de la fase 1.

OBJETIVOS PRINCIPALES DE LA FASE 4

Dejar descansar el metabolismo, porque al reducir los alimentos vegetales de tu dieta, el cuerpo se concentrará en acelerar la sanación. Se disminuirá la inflamación sistémica y, al introducir más proteínas y aminoácidos, aumentará la producción enzimática y muscular.

CONSEJOS PRÁCTICOS PARA LA FASE 4

- El principal consejo en esta última fase es que en los días semicarnívoros la cantidad de proteína grasa debe ser ilimitada: come hasta saciarte. Sin embargo, en la noche debes ser moderado, porque recuerda que no necesitas energía para dormir.
- En estos días solo debes tomar agua con sal y sin limón.
- Solo puedes cocinar con manteca de cerdo, mantequilla de vaca 100 % de pastoreo, manteca de pollo o manteca de res. En algunos casos, aceite de oliva o de coco.

¿CÓMO COMER EN FASE 1?

Aquí encontrarás dos días de menú para que aprendas a combinar los alimentos durante esta fase.

MENÚ DIA SEMICARNÍVORO
(Para una persona)

Desayuno
HUEVOS ESPOLVOREADOS

Ingredientes:

- 2 o 3 huevos cocidos y partidos por la mitad
- 2 cucharadas (20 gramos) de queso parmesano
- 2 cucharadas de aceite de oliva

Preparación:

- Parte los huevos.
- Espolvoréalos con queso parmesano.
- Agrega sal y pimienta, y baña con el aceite de oliva.

Almuerzo
TRUCHA AL AJILLO

Ingredientes:

- 1 trucha fresca de 300 o 400 gramos, abierta y limpia
- 1 diente de ajo pequeño finamente picado
- 1 pizca de orégano, de tomillo, de laurel y de albahaca (o especias al gusto)
- Aceite de oliva extravirgen
- Sal y pimienta

Preparación:

- Precalienta el horno a 180 °C.
- En un mortero, machaca el diente de ajo y las especias hasta que quede una pasta homogénea.
- Añade el aceite oliva y revuelve bien para que todo se incorpore.
- En una fuente para hornear, pon la trucha abierta (también puedes usar una sartén a fuego medio).
- Vierte la mezcla por encima de la trucha y deja que se conserve durante media hora.
- Hornea durante 12 minutos o hasta que esté lista.
- Sirve de inmediato.

Cena
EMPANADA O TACO SORPRESA

Ingredientes:

- 3 cucharadas (30 gramos) de queso parmesano
- 40 a 80 gramos de pollo desmechado precocido, o carne desmechada, o camarones, o merluza, o cualquier proteína de tu preferencia
- 1 cucharada (10 gramos) de queso crema o mayonesa casera

Preparación:

- Pon las cucharadas de queso bien esparcidas en una sartén redonda y pequeña.
- Una vez cubra toda la superficie, pon a freír el queso a fuego bajo.
- En un tazón mezcla el queso crema con la proteína de tu elección y déjalo conservar para el relleno.
- Cuando el queso esté burbujeando, agrega la mezcla y cierra en forma de empanada; también lo puedes dejar abierto si quieres un taco.
- Deja al fuego por unos segundos y retira.
- Sirve en un plato.

CAPÍTULO 12

El poder de sanar
Las estrategias para convertir el cuerpo en una máquina perfecta, hermosa y sanadora

Nuestro cuerpo NO *es una máquina para producir enfermedad, no fuimos creados para eso. Todo lo contrario, el diseño de nuestras células, desde su núcleo y material genético hasta cada organelo, está hecho para ser una máquina sincronizada de autorreparación y sanación. Esa es nuestra esencia. Porque nuestro cuerpo sí está preparado para vivir sano durante todos los años que desees vivir, pero debes darle lo necesario para que pueda cumplir con su función principal:* LA VIDA.

$$PS = DKP \ x \ (S+S+M+E)$$
PODER SANAR = COMER PARA SANAR DKP x (SOL + SUEÑO + MÚSCULO + GESTIÓN DE ESTRÉS)

Tu esencia es VIVIR SANO y tienes todo para lograrlo. Pero este mundo se ha convertido en un negocio en donde lo importante es vender sin que a nadie le importe la salud. Tu arma más poderosa es entender tu cuerpo, para que seas tu propio médico y tomes la sabia decisión, con autonomía y responsabilidad, de llevar hábitos de vida que te permitan sanar. Es simple, pero no es fácil. Lo sé.

El funcionamiento de nuestras células necesitó millones de años de evolución para engranarse de manera perfecta. Todas ellas, con contadas excepciones, tienen una membrana celular compuesta por una doble capa de lípidos y una capa de proteínas, que envuelven un agua con electrolitos (citoplasma) que es en el que nadan el núcleo y los organelos, como el ribosoma donde se producen las proteínas, las mitocondrias donde se produce la energía y los demás. Todos los días, nuestro cuerpo construye nuevo material genético en el núcleo de la célula, que llamamos ADN y este es transportado por el ácido ribonucleico (ARN) al ribosoma, a partir de unas secuencias especiales para producir proteínas con la energía que le proporciona la mitocondria.

Lo que comemos es la estructura de la membrana celular, o sea grasas y proteínas. Esa es la información genética y los aminoácidos que el ribosoma tiene a la mano para formar las proteínas y la energía, con el fin de que las células cumplan con su función. Si es una célula cerebral, puede producir serotonina o un neurotransmisor como el glutamato; si es una célula BETA del páncreas, produce insulina; la célula ALFA, glucagón; la célula tiroidea, la hormona tiroidea, y así ocurre con todas las células del organismo. No tienes que enseñarle nada a tu cuerpo y menos a tus células, absolutamente nada. Ellas están diseñadas para sanarte y trabajar al unísono, unas con otras, para que todo el engranaje sea perfecto. Tu única función es darle los que necesita para hacer su función: buen alimento, luz del sol, sueño reparador, una musculatura fuerte y un nivel de estrés que se adecúe al ritmo circadiano.

Aunque todas las estrategias de sanación son importantes, la alimentación es la base de la vida y del metabolismo. Lo que meto a mi boca es lo único que multiplica y los demás factores suman. Te lo explico con ejemplos. Si eres una persona obesa y enferma, y crees que solo haciendo ejercicio vas a revertir la gordura, pero sigues comiendo mal, solo vas a ser un gordo que hace ejercicio. Si tienes manchas en la piel o una enfermedad dermatológica, como la psoriasis, y comienzas a tomar sol, como se recomienda, pero sin hacer ningún cambio en la alimentación y sin rebalancear la microbiota, lo único que vas a lograr es manchar más tu piel, pero jamás revertir la enfermedad. Si tienes una enfermedad autoinmune, como la fibromialgia reumática, y te dicen que hagas ejercicio, que duermas bien, que gestiones el estrés y tomes el sol, puede que por momentos experimentes una leve mejoría, pero nunca lograrás sanarte hasta que no cortes de raíz lo que causó tu enfermedad, es decir, todos los carbohidratos y en particular el gluten. Recordemos que el intestino es la puerta de entrada del 90 % de las enfermedades y todo proceso de sanación siempre debe iniciar por ahí. Todas las estrategias son importantes, pero la alimentación es esa que multiplica; por eso incluso si llevas a cabo las otras 4 estrategias de manera perfecta, pero sigues con una mala alimentación, no vas a lograr nada, porque todo va a estar multiplicado por cero (revisa la ecuación que dejé al inicio de este capítulo). Bien lo decía Hipócrates: "Si de verdad quieres sanarte, debes estar dispuesto a alejar de tu vida lo que te enfermó".

Ahora bien, si estás enfermo y obeso, y decidiste comer para sanar, dejaste los carbohidratos y comenzaste a comer grasas, proteínas y ensaladas, todo comenzará a mejorar en ti. Pero llegará un punto en la cual, tanto tu peso como tu salud se estanquen, y eso quiere decir que debes incluir las otras cuatro estrategias que potencian tu sanación: el sol, el sueño, el ejercicio y la gestión del estrés. Son cinco pilares y, aunque uno es fundamental, la alimentación, sin los otros cuatro se te cae la casa.

En este capítulo voy a tratar las otras cuatro estrategias, los otros cuatro pilares que convierten la alimentación en un estilo de vida que sana.

Esta es mi historia

Mi gran pasión es el triatlón de larga distancia, lo que se conoce como *Ironman*, en el cual se recorren 3,8 kilómetros nadando, 180 kilómetros en bicicleta y 42 kilómetros trotando. A la fecha (febrero del 2024), he completado 13 carreras de Ironman completas y 18 de medio Ironman, es decir que he corrido 31 carreras en total. Desde que comencé a participar en estas largas carreras de resistencia entendí lo que realmente significa necesitar energía. Por eso, en el 2007, cuando buscaba alternativas que me brindaran energía adicional para poder mejorar mi rendimiento deportivo, encontré en la dieta cetogénica la mejor manera de lograr mis objetivos y mi eficiencia. Llegué a ella al descubrir que el campeón y récord mundial de grupos de edad, Dann Plews, había logrado esa hazaña en cetosis. Hoy en día Dann es *coach* de alimentación de varios triatletas profesionales, entre ellos la campeona mundial del Ironman de Hawái 2022, la estadounidense Chelsea Sodaro. Buscando energía encontré este estilo de alimentación sanadora. No lo hice porque quisiera bajar de peso o porque estuviera enfermo. Desde los 14 años había decidido tomar el control de mi alimentación y de mi vida, cuando decidí, en voz alta, no ser obeso como mis padres. Desde ese momento mi cuerpo me dijo que debía bajar los carbohidratos que ingería, si no quería repetir la historia de mi padre obeso.

Pero, a pesar de haber llevado una nutrición consciente durante casi toda mi vida, algo mágico sucedió en mí cuando comencé a producir cuerpos cetónicos. Mi cuerpo me dio a entender que ese tipo de alimentación y los procesos metabólicos que conlleva me estaban convirtiendo en una máquina impresionante de sanación y energía ilimitada. Empecé a conocer la herramienta perfecta y enérgica que habitaba en mí y cuyo sustrato ideal, eficiente y sanador eran las grasas. Solo en ese momento, y ya siendo médico con dos especialidades, entendí que nos habían mentido, que el principal sustrato energético del cuerpo no eran los carbohidratos, sino las grasas, y que el mundo moderno nos había hecho perder la capacidad de usarlas para producir vida. Tres años después mi esencia cambió, así como mi energía, mi locura, mi cerebro, mi felicidad, mi fuerza, y ya no podía callarlo. Empecé a profesar en mi entorno y en mi clínica lo que significa comer para sanar. La gente lo probaba, se sanaba y de forma secundaria bajaba de peso y producía una energía arrolladora.

Me considero un *ketoperfecto* desde el año 2007, y aunque nadie me conocía, pues no manejaba redes, mi entorno sí lo vivía con pasión. Era tanta la energía, después de varios años en cetosis, que corría carreras Ironman 2 o 3 veces al año. Es importante tener en cuenta que cada carrera completa de estas requiere 6 meses de entrenamiento, y que medio Ironman necesita al menos 4 meses, con jornadas diarias de entrenamiento de entre 2 a 7 horas sin descanso. Para ese entonces alternaba mi trabajo diario, durante la jornada diurna en cirugía y en las noches y los fines de semana en turnos de cuidado intensivo, con jornadas de incluso 36 horas seguidas, en las cuales no sabía si salía el sol o la luna. Salía del quirófano a la UCI, y de la UCI al quirófano al otro día. Descansaba 12 horas y volvía a otras 36 horas de turno, y lo hacía porque me encantaba mi trabajo y me sobraba la energía, aunque sabía que eso no estaba bien.

En junio del 2019 algo cambió en mi salud y me comenzaron a salir unas manchas rojas en la piel de la cara, muchas de ellas con pústulas. Se distribuían en cadenas planas, de color rosado, que crecían sin control, tanto que en tres semanas toda mi cara estaba afectada. No sabía qué era y estaba desesperado. Hasta ese momento me consideraba un hombre sano, que vivía para sanar.

Como trabajaba entre cirujanos plásticos y en esa época se hablaba de una rara enfermedad de la piel llamada prurigo pigmentoso, que era severa, tenía pústulas, atacaba todo el cuerpo y era exclusiva de las personas en cetosis, todos comenzaron a murmurar que lo que me pasaba era por comer tanto huevo. Llegaron a decirme que mi estilo de vida me iba a matar y que la única forma de tratar esa enfermedad de la piel era dejar la dieta cetogénica.

Yo no podía creer que esto fuera verdad, pero la realidad era que mi piel se ponía cada vez peor. Aunque el prurigo es una enfermedad que aparece en todo el cuerpo, especialmente el torso, las manchas solo estaban en mi cara y eso me hacía dudar. Solo había una manera de saber realmente qué enfermedad me aquejaba y para eso debía hacerme una biopsia de la piel afectada y mandarla a estudiar a un dermatopatólogo. Me tomaron una muestra de la piel del cuello.

A las dos semanas, al recibir el diagnóstico, me reuní con mi dermatólogo. La buena noticia que me dio fue que no se trataba de un prurigo pigmentoso, por lo que no iba a ser necesario que dejara la cetosis. Esa noticia me puso feliz y me permitió descansar, pues no quería abandonar mis hábitos alimenticios. La mala noticia era que mis manchas eran producto de una enfermedad autoinmune que se llama rosácea, y que la debíamos tratar de manera agresiva con varios meses de antibiótico en bajas dosis para acabar con las bacterias de la piel, también cremas corticoides y otras para matar los parásitos. Además, me recetó usar bloqueador solar y reaplicarlo dos y tres veces cada día, y me advirtió que no debía exponerme al sol jamás. Después de varios meses siguiendo el tratamiento que me ordenaron todo estaba peor.

Y luego llegó la pandemia y decidí replantear mi estilo de vida. Era cetogénico estricto, pero vivía con el estrés constante de trabajar entre hospitales y clínicas salvando vidas. Nunca sabía si era de día o de noche, solo estaba expuesto a luces blancas y solo veía el sol en vacaciones. Trabajaba durante jornadas muy largas y dormía poco. Con lo único que cumplía era con el ejercicio. Entrenaba a diario de 4 a 7 de la mañana cuando no tenía turno y entraba a las 8 de la mañana a trabajar.

Hasta que llegó la pandemia hice un alto en el camino. Me quedé en casa cuidando a mi familia y tratando de recomponer la salud perdida. Comencé a leer sobre cómo se trataban las enfermedades de piel hace 100 años, cuando no existían los antibióticos. También comencé a investigar sobre el origen de las enfermedades autoinmunes y fue entonces que me encontré con una herramienta gratuita, de la cual me había olvidado y apartado desde hace muchas décadas, *el sol*. Leí sobre la helioterapia para el tratamiento de la tuberculosis (TBC) cutánea y de cómo un médico ganó el premio Nobel de Medicina a inicios del siglo XX por sanar esta enfermedad solo con sol. Ahí entendí que había perdido mi relación con el astro sanador, que no tenía ritmos circadianos sanos, que mis hormonas estaban enloquecidas, que mis niveles de vitamina D estaban por el piso (19 ng/cc), es decir, que tenía un sistema inmune destrozado y que necesitaba recuperarlo. Todo esto a pesar de considerarme una persona sana, porque era Keto y hacía deporte. Así que ese día decidí convertirme en mi propio médico y hacer todo lo contrario de lo que me recomendó el especialista en la piel. Suspendí los antibióticos, recompuse mi microbiota y mi intestino, dejé todas las cremas, nunca más volví a usar bloqueador solar y comencé a alinear mis ritmos circadianos tomando rayos infrarrojos al amanecer, rayos ultravioletas del sol a mediodía, directo sobre mi cuerpo y mi cara durante 20 a 30 minutos, y rayos infrarrojos al atardecer. Desde la primera semana empecé a ver una mejoría en mi piel y en dos meses estaba completamente curado de esa enfermedad que me habían dicho no se iba a curar jamás. Solo con añadir sol, sueño reparador, ritmos circadianos y una vida tranquila, unida al ejercicio, nunca más volví a presentar rosácea. Puedo decir que curé mi enfermedad. Es más, hoy tengo mejor piel que a mis 20 años.

En el 2018 había comenzado mis redes sociales, porque tenía un compromiso con divulgar las estrategias sanadoras que había descubierto y aplicado en mi vida. Quería que el mundo aprendiera a sanar. Pero en el 2020 entendí que, si no cambiaba mi vida, iba a perderla. Mi cuerpo había decidido atacarme de manera agresiva, solo para gritarme con desespero que estaba haciendo algunas cosas mal. Le dije a mi esposa que no pensaba volver a un quirófano o a una UCI, porque quería vivir sano y ayudar a sanar al mundo con estrategias gratuitas que nos dio Dios, pero que se nos han olvidado en el camino.

A veces decidimos enfermarnos para ganar dinero, pero luego nos damos cuenta de que el poder más hermoso que tenemos es la salud y, entonces, gastamos el dinero ahorrado para recuperarla.

En este capítulo quiero presentarte las cuatro estrategias sanadoras por excelencia: el sol, el sueño reparador, la gestión del estrés y el ejercicio de fuerza, que, unidas a la alimentación, son las claves para sanar. Hoy puedo decirte, por experiencia, que la alimentación es el inicio de la sanación, pero, también, que nunca habrá sanación completa si no unes ese pilar a los otro cuatro. Cada uno es una disciplina de vida y quiero que las incluyas todas.

Todos hemos sacrificado alguno o varios de estos pilares para ganar fama, construir una empresa, tener reconocimiento o dinero, pero a partir de hoy quiero que construyas unos hábitos poderosos, pues de eso depende convertir una simple dieta en un *estilo de vida sanador.* Entonces, si quieres encontrar *el poder de sanar,* debes empezar por el astro rey, el sol.

El sol, el director de la orquesta de las células

Sin sol las células permanecerían en caos. Él es como el director de una orquesta sinfónica; sin él habría 80 o más instrumentos haciendo un ruido ensordecedor. En cambio, con él, el ruido se convierte en la más bella melodía. Este astro les dice a las células que produzcan hormonas para el día, como el cortisol, las catecolaminas, las hormonas sexuales, la serotonina y la vitamina D; y de noche, que produzcan la melatonina, la hormona del crecimiento, los antioxidantes, y que hagan apoptosis y se reparen. A esto se le conoce en medicina como la cronobiología, cuyo principio son los ritmos circadianos, que por su parte son la base de la salud. No somos un costal de músculos y huesos, somos el resultado de procesos hormonales y neurotransmisores que rigen nuestra salud y nuestra vida. Por eso quien se enconde del sol y de sus rayos siempre va a perder la salud y la esencia del funcionamiento del organismo, los ritmos circadianos.

Einstein dijo: "Somos energía y punto". Esa es la esencia del metabolismo: tomamos energía química de los alimentos y los convertimos en energía eléctrica, mecánica y química, que emite señales vibratorias desde nuestro cerebro en forma de ondas de radiofrecuencia. Pero también es cierto que no somos baterías aisladas, hacemos parte de un sistema energético y estamos engranados en él. El sol es la estrella energética que rige a todos los seres que habitan este planeta y por esa razón estamos inmersos en unos ciclos solares que dirigen y es el sol el agente cósmico de mayor influencia en nuestra biología.

La energía que proviene del sol sustenta todas las formas de vida en la Tierra a partir de la fotosíntesis. Las plantas absorben agua y CO_2 y por fotosíntesis producen oxígeno y carbohidratos en sus hojas y, luego, los herbívoros absorben casi toda esta energía al comerse las plantas y así producir músculo y grasa, para que luego, nosotros, los carnívoros, absorbamos esa energía al alimentarnos de la carne de estos animales.

El sol es un emisor puro de radiaciones eléctricas y mecánicas, lo que se llaman radiaciones electromagnéticas, y, aunque también puede emitir radiación ionizante (rayos X y rayos gamma), casi todas sus ondas son de radiación no ionizante. Esta tiene tres espectros: rayos ultravioleta o UV (entre 200 a 380 nm), rayos visibles (entre 380 y 760 nm) y rayos infrarrojos (mayores de 760 nm). Cuando los rayos del sol caen sobre la Tierra, casi toda la radiación ultravioleta y gran parte de la infrarroja son absorbidas por la atmósfera, por lo que al final lo que cae sobre nosotros es 41 % de luz visible, 50 % de radiación infrarroja y solo 9 % de radiación UV. Existen tres tipos de radiación ultravioleta: UV-A, UV-B, UV-C, pero la atmósfera se encarga de filtrar los rayos UV malos, y así el 99 % de los que llegan a nosotros son buenos, del tipo UV-A. Los rayos UV-C nunca llegan a la tierra y los rayos UV-B son filtrados casi en su totalidad, y son los que pueden causar algunos daños en la piel.

El gran problema de la humanidad es que por intereses económicos se ha hecho una propaganda negativa en contra del gran arquitecto de la vida en el planeta. Al igual que la propaganda negativa hacia el colesterol, que llenó con miles de millones de dólares a las empresas farmacéuticas que venden estatinas y a las compañías que fabrican aceites vegetales, quienes han querido ocultarnos del sol se han hecho millonarios a costa de vendernos bloqueadores solares y enfermarnos al quitarnos la vitamina D, que es gratis, para vendernos productos y hormonas que nos ayuden a vencer la osteoporosis, además de llevarnos a una epidemia de cáncer para vendernos quimioterapias. Todo el mundo le huye al sol, porque da cáncer, y ya la OMS advirtió que la próxima pandemia de la humanidad será el cáncer en el 2040.

La realidad es que quien se aleja del sol se acerca a todas las enfermedades, y la enfermedad es el gran negocio de la humanidad. Nos dicen que el sol da cáncer de piel. Eso nunca será cierto, pero, si así lo fuera, al protegerte del cáncer de piel estás quedando a la deriva del cáncer de mama, de pulmón, de cerebro, de estómago, de próstata y de linfomas y leucemias que son los cánceres que en realidad matan a las personas. Dependemos del sol y de sus rayos, de su energía y de su vitamina D, para fortalecer el sistema inmune que se encarga de destruir las células cancerígenas antes de que crezcan.

La glándula que se encarga de captar las radiaciones del sol y que está en el cerebro se llama la glándula pineal. Es la encargada de integrarnos con el universo y sincronizar nuestro reloj interno. Es la que permite que nuestra energía fluya en concordancia con la energía del cosmos. Así suene *hippy*, es la realidad. Es hora de pensar en ella.

Miles de estudios han demostrado la importancia del sol para producir serotonina y prevenir la depresión, para dormir bien, para mejorar la visión, la tiroides, la tensión arterial, las enfermedades cardiovasculares, la diabetes, el hígado graso, el cáncer y, obviamente, el raquitismo. Él también apoya la salud de nuestros huesos, la mejoría de los procesos inflamatorios, la lucha contra todas las infecciones virales, bacterianas y por hongos, y la prevención y manejo de enfermedades autoinmunes. Así que repitamos la frase de Hipócrates: "Donde entra el sol, nunca entrará un médico".

Los ritmos circadianos, los ritmos de la vida

Los doctores Michael Young, Michael Rosbash y Jeffrey Hall recibieron el premio Nobel de Medicina en el 2017 al descubrir, al estudiar las moscas drosophilas de las frutas, lo que la comunidad médica intuía desde hacía muchos años: que toda la producción genética de las proteínas del cuerpo y el movimiento hormonal se llevaban a cabo alrededor de las 24 horas del día, que es el tiempo que se demora la Tierra en dar una vuelta sobre su propio eje y estar de cara o de espaldas al Sol. Es decir, es el tiempo que toma en pasar del día a la noche y de nuevo al día. Esto se conoce como los ritmos circadianos, porque se puede distribuir en un círculo que pasa por las 24 horas de un día. Desde hace miles de años sabemos que las personas se infartan más entre las 4 y las 10 de la mañana, que la tensión arterial es un 20 % más baja en la noche, que la producción de insulina en el páncreas suele darse de día, que las hormonas esteroideas (entre ellas el cortisol) se forman preferentemente de día, que la hormona del crecimiento es nocturna, que la melatonina es una hormona que se produce de noche y es importante para inducir y mantener el sueño, que las catecolaminas se producen de día y nos ayudan a estar alerta, que el sistema simpático funciona de día y el parasimpático debe predominar de noche; es decir, que todas las funciones del cuerpo están regidas por el sol y que al salirnos de esos ritmos naturales viene la enfermedad.

Al alejarnos del sol y acercarnos a las luces artificiales y blancas, nuestro material genético no sabe diferenciar en que ciclo está y sufre un desbalance tal que ya no logra conciliar el sueño cuando se oculta el sol, siente hambre a mitad de la noche, produce insulina nocturna que puede llevar a diabetes, el cerebro pierde su regulación y se inclina hacia la depresión y la ansiedad, y así también se hacen preminentes la enfermedad mental, los trastornos del sueño, el cáncer y la enfermedad cardiovascular. Lo que descubrieron los ganadores del Nobel en las moscas y sus ojos grandes es que todos los seres vivos (plantas y animales) tienen el mismo ritmo de 24 horas. Entonces lo que sucede es que la exposición a la luz del sol da una señal al núcleo de las células para producir material genético, que luego es transportado por el ARN mensajero al ribosoma, que así puede crear proteínas en forma de hormonas en el día, y que luego, al ocultarse el sol, deja de mandar la señal y estas proteínas dejan de formarse. Que cada célula del organismo de la mosca funciona igual y que aquellas que fueron conservadas en espacios sin luz solar en los laboratorios cambiaban estos ritmos por unos de 19 o 28 horas, no dormían bien y terminaban muriendo un 30 a 40 % más rápido que las que tenían contacto con la luz solar. La investigación no solo ayudó a entender los problemas del sueño como una relación directa con la pérdida del contacto directo con el sol, sino que dio la base para explicar la mayoría de las enfermedades modernas.

Lo mismo sucede en los humanos: la retina está preparada tanto para recibir rayos infrarrojos como ultravioleta, y se conecta con un grupo de neuronas reunidas en el hipotálamo, y a su vez con la glándula pineal. Esta glándula olvidada es una de las partes más importantes del cerebro porque regula el sistema de vigilia y sueño, para tener energía en el día y reparar el cuerpo durante la noche, como hacían nuestros antepasados cuando no existía luz artificial más allá del fuego.

El ciclo de vigilia y sueño es controlado por la glándula pineal y es un proceso de producción y supresión de una hormona que se llama la melatonina, y que se debe producir de noche y jamás de día. La melatonina no es una simple hormona para producir sueño, sino que sana y es un gran antioxidante, regenera, limpia y desintoxica, pero solo cuando se produce en la noche.

El proceso de producción de melatonina es simple. Dos horas antes de ocultarse el sol, cuando la retina deja de captar rayos UV y comienza a recibir rayos infrarrojos, manda una señal al núcleo supraquiasmático del hipotálamo y este a su vez envía otra señal a la glándula pineal, y se inicia así un proceso celular que termina produciendo melatonina en el ribosoma.

Las personas que se quejan porque no les da sueño, o que no pueden conciliar o mantener el sueño, casi siempre no tomaron rayos ultravioletas a mediodía y menos infrarrojos al atardecer, entonces la retina no pudo mandar la orden al cerebro y esa noche no produjo melatonina. Las luces artificiales —y no estar en contacto con el sol— son las principales causas de los trastornos del sueño, y esto no se arregla tomando pastillas sino tomando el sol en tres momentos del día: al amanecer, al mediodía y al atardecer. Por esta simple razón, envejecemos más rápido, nos enfermamos y vivimos menos, según lo que descubrieron los ganadores del Nobel de Medicina en el 2017.

Seguramente has escuchado acerca de las llamadas "zonas azules". Son unas pequeñas zonas que están esparcidas alrededor del mundo, como la isla de Cerdeña, en Italia, la isla de Okinawa, en Japón, las playas de Nicoya, en Costa Rica, y la isla de Icaria, en Grecia. Sus habitantes duermen mejor, casi no se enferman y tienen una expectativa de vida mayor a los 100 años. La principal razón de este fenómeno es que estos lugares tienen playas, con intenso sol, donde las personas viven en concordancia con la luz natural, no usan bloqueador solar, no trabajan en oficinas con luces azules artificiales, disfrutan de una vida en comunidad y alejados de las radiaciones electromagnéticas y la comida procesada. Pero lo más importante es que reconocen al sol como su astro supremo y se acercan a él para producir la serotonina que les da felicidad durante el día y la melatonina que les da sueño y reparación de noche. Felicidad y sueño profundo son la característica principal de las poblaciones que viven al lado de la playa y que disfrutan de sol intenso durante todo el año.

Por el contrario, la luz blanca, la televisión, estar encerra-dos en una oficina y las bombillas LED suprimen la producción de melatonina. Podríamos pensar que hoy es imposible man-tener ritmos circadianos, pero levantarse antes de que salga el sol, tomar esos rayos infrarrojos al despertar, luego tomar 20 minutos de rayos ultravioleta del sol a mediodía en todo el cuerpo y al final del día ir a una ventana, abrirla, quitarse los lentes y mirar fijamente el sol para tomar los rayos infrarrojos por 5 minutos es suficiente por lo menos para alinear el reloj biológico con el reloj del sol y tener un correcto balance hor-monal en el cuerpo.

Antes de hablar de lo que ocurre en la noche, con el sueño, quiero enfocarme en los ritmos circadianos del día. Al recibir los rayos del sol al amanecer, disminuyen los niveles de melato-nina y aumenta la segregación de hormonas esteroideas, como el cortisol, las hormonas sexuales masculinas y femeninas, la al-dosterona y las catecolaminas por la glándula suprarrenal, pero también se inicia la producción de serotonina en el cerebro y de vitamina D en la piel. También les llegarán señales a las arterias para que se contraigan, y al páncreas para que produzca insu-lina, al igual que a los ovarios, los testículos, la glándula supra-rrenal, la tiroides, la paratiroides, para que todo el cuerpo esté listo para entrar en acción. Todo esto con mirar los primeros ra-yos del sol durante cinco minutos. Si no lo haces y dejas la ven-tana de la habitación cerrada, para que no entre la luz del sol, nunca van a suceder estos fenómenos y vivirás todo el día con sueño. Por eso es importante abrir las ventanas al levantarnos y mirar al sol de frente durante cinco minutos. Esta simple acción de mirar el sol de frente al levantarse, antes de prender cualquier luz o mirar el celular, crea cambios físicos, mentales, genéticos, hormonales y conductuales en el cuerpo y lo activa al 100 %.

Cuando se viaja de un continente a otro, donde hay más de cinco horas de diferencia en el horario, ocurre un fenómeno que se llama *jet lag*. Esto no es más que una pérdida de sincronía del horario dictado por el sol con el de las células. ¿Cómo se pueden volver a alinear? Es fácil. La clave es no dormir durante el día, mirar el amanecer, tomar el sol de mediodía y mirar el anochecer. En tres días el reloj biológico estará alineado con el nuevo horario en el que te encuentres.

Debemos entender que la base para tener salud y dormir bien no la dicta lo que hacemos en la noche, que en últimas es poner la cabeza sobre la almohada, sino lo que hacemos en el día: la relación con el sol diurno y la producción de hormonas de día, que nos ayudan a estar enérgicos hasta las seis de la tarde. Hablemos entonces del sueño.

El sueño y la melatonina

La función primordial de la melatonina es regular los ritmos circadianos. Es el antioxidante natural más importante del cuerpo y lo produce la glándula pineal en el cerebro. Dejemos de pensar que los antioxidantes se comen en las frutas; los más potentes los produce el cuerpo en la noche con la única función de reparar los daños que le hiciste durante el día. Esto es lo que llamo el poder de sanar nocturno. La melatonina aumenta la síntesis del antioxidante más importante del cuerpo, la superoxidodismutasa, que es la encargada de catabolizar el ion superóxido, que es el más dañino de las células, hasta convertirlo en agua y dióxido de carbono. Inhibe el daño de las especies reactivas de oxígeno (ROS), encargadas de envejecer las células y matar las mitocondrias. También aumenta la síntesis de las peroxidasas y catalasas que inhiben el peróxido de hidrógeno, un oxidante potente del cuerpo. Incluso nos protege de los rayos UV del sol. También se sabe que la melatonina nos protege del cáncer. Por esta razón las personas que trabajan de noche y no producen melatonina tienen de dos a tres veces más incidencia de cáncer. Todas las células del sistema inmune tienen receptores de melatonina y por eso las personas que duermen bien tienen un sistema inmune mucho más fuerte.

Dormir bien es la base de la reparación celular. Es cuando el cuerpo está inmóvil y sin comer que aprovecha para trabajar en la reparación, en recomponer el metabolismo y las células. Quien no duerme bien está destinado a envejecer más rápido, a enfermarse, a vivir menos, a sufrir depresión y ansiedad, a estar preso de las infecciones, y a merced de enfermedades metabólicas y degenerativas.

¿Cuántas horas es necesario dormir para sanar?

En un mundo agitado, estropeado, donde la razón de ser es el dinero, la fama y el poder, cada vez es más frecuente escuchar la frase: "Lo importante no es la cantidad de sueño sino la calidad". Esa es una mentira inmensa que lo único que hace es enfermar. Las personas que dicen esto no tienen idea de la fisiología del sueño ni de sus fases, y son quienes más se enferman. Por eso las personas exitosas en dinero, que aseguran que duermen 4 o 5 horas al día (porque dormir le parece una pérdida de tiempo), como los grandes empresarios de la tecnología, o los escritores prominentes, o los millonarios del mundo, mueren presas del cáncer, de enfermedades metabólicas, de alzhéimer y de infarto del miocardio o cerebral. En cambio, las personas que viven en las zonas azules, que están en contacto con el sol y duermen más de 8 horas al día tienen una vida sana, plena y longeva.

El sueño se realiza por ciclos y cada uno tiene una duración de alrededor de 90 minutos y consta de cinco fases, que se repiten de manera ordenada, en ondas, que hoy las pueden medir algunas aplicaciones y relojes inteligentes.

Expliquemos las cinco fases de un ciclo de 90 minutos. La primera fase se llama de adormecimiento, y es cuando se pone la cabeza en la almohada. En una persona sana debe durar menos de 10 minutos. La segunda fase es el sueño ligero, que es en realidad el 50 % del sueño total, en la cual nos desconectamos del entorno, con momentos de mucha y poca actividad cerebral. Durante él es cuando soñamos. La tercera fase es de transición al sueño profundo y luego viene el sueño profundo en la fase cuatro, que es el 20 % del sueño total. Esta es la etapa más importante, en la que los efectos sanadores de la melatonina entran en acción, y es la que determina la calidad del sueño, donde se libera la mayor cantidad de hormona del crecimiento, baja la frecuencia cardiaca, la tensión arterial y la frecuencia respiratoria, y prima el sistema parasimpático, que determina una alta variabilidad de la frecuencia cardiaca, que es la que nos indica si dormimos bien. La última fase es la cinco, o de movimientos oculares rápidos (MOR, o REM en inglés) y es el 25 % del sueño. Se llama así porque aquí los ojos se mueven muy rápido y hay una actividad cerebral casi igual a cuando estamos despiertos, pero con los músculos completamente bloqueados o relajados. En esta fase construimos sueños que no recordamos y, aunque no parezca, es una fase imprescindible en el descanso profundo y la reparación del cuerpo. Como cada ciclo dura 90 minutos, para estar sanos debemos completar las cinco fases; el tiempo mínimo de sueño en una persona que quiera sanarse debe ser de entre siete y ocho horas, para así completar al menos de tres a cuatro horas de sueño profundo (REM), que cumple las funciones reparadoras y de sanación necesarias para el cuerpo.

La gestión del estrés

El estrés es el mecanismo fisiológico más importante que tiene el organismo para poder sobrevivir a los momentos de peligro y es fundamental. Genera respuestas fisiológicas que permiten al cuerpo exceder sus capacidades para defender la vida propia y la de nuestros seres queridos. Ante un evento que ponga en riesgo nuestra existencia, el sistema neurovegetativo o sistema nervioso autónomo, que funciona de manera automática y sin el control de la corteza cerebral, activa en el hipotálamo la hipófisis instantánea y a su vez segrega hormonas que en 10 segundos activan la glándula suprarrenal para que produzca catecolaminas, o sea adrenalina, noradrenalina y cortisol, que inundan la sangre de forma instantánea para permitir que cuerpo responda ante la situación y pueda huir, volar, pelear o levantar un carro de media tonelada. La respuesta es de supervivencia y el influjo de las catecolaminas pone en marcha el sistema simpático, que provee al organismo de energía instantánea, pues disminuye el flujo a los órganos internos, como el riñón, el hígado, el estómago y los intestinos, para dárselo todo al cerebro, y así este se pueda concentrar para pensar con rapidez, y a los músculos, para que tengan fuerza instantánea. Además, aumenta la frecuencia cardiaca, la fuerza contráctil del corazón, la profundidad y rapidez de la respiración, con el fin de mejorar la oxigenación de la sangre, y moviliza ácidos grasos para que el cuerpo tenga más energía. El estrés te da poderes instantáneos.

Hoy sabemos que el estrés es parte fundamental de la existencia, pero, para que no nos enferme, debe ser controlado por la corteza cerebral. Las personas exitosas logran que su cerebro consciente le dé órdenes a su cerebro inconsciente, y a esto se le denomina gestión del estrés. A diferencia de lo que se pensaba antes, el sistema simpático es un sistema de vida que nos permite

284 | EL PODER DE SANAR

salir a flote de las adversidades, luchar con toda por un objetivo, pensar mejor y cumplir metas que pensábamos que eran imposibles (como dejar los carbohidratos). Es mentira que el sistema simpático esté hecho para enfermarnos. La vida es un balance entre los sistemas simpático y parasimpático. Durante el transcurso del día, cuando hay sol, debe predominar el sistema nervioso simpático, para tener energía, hacer todas las tareas, ejercicio y trabajar. En cambio, en la noche, debe predominar el influjo parasimpático, para poder descansar y dormir. Por esta razón en la noche aumenta la variabilidad de la frecuencia cardiaca, y la tensión arterial es un 20 % menor que durante el día. Así nos diseñó la vida. Entonces es erróneo creer que todo el día debemos vivir en modo parasimpático, tranquilo, sin estrés, sin energía, dormidos, sin ilusiones, obedeciendo a un jefe, sin iniciativa, como borregos presos del sistema y siguiendo las leyes de los poderosos.

El sistema nervioso simpático fue hecho para activarse todos los días de forma fisiológica. Tanto el cortisol como las catecolaminas deben correr por el cuerpo desde la mañana y descender cuando se oculta el sol, para llegar a unos mínimos a la hora de dormir. Además, el cortisol es un potente antiinflamatorio y el organismo lo produce por pulsos durante el día para disminuir cualquier dolor. Esta respuesta fisiológica nos permite tener energía desbordada durante el día sin que nos den ataques de sueño, incluso nos ayuda a tener glucosa disponible en la sangre sin comer carbohidratos cuando realizamos actividades estresantes como hacer ejercicio.

Si es así, ¿cuál es el problema del estrés? Es básico. Estamos preparados para tener cortisol y catecolaminas en nuestro cuerpo entre las 5 de la mañana y las 6 de la tarde, no más. Es una producción por pulsos que nos permite vivir de día y dormir de noche. La vida moderna ahora nos pide seguir produciendo hormonas del estrés cuando ya es de noche, al no tomar el sol y no diferenciar los momentos de luz y oscuridad. Cualquier desbalance de los ritmos circadianos llevará a enfermedades severas. Con un solo día en que perpetuemos las hormonas del estrés durante más de 12 horas, no vamos a dormir esa noche y perpetuamos un fenómeno estresante durante más de 36 horas. Para que lo entiendas, si perpetúas las hormonas del estrés un día después de las 6 de la tarde, no vas a dormir y vas a producir mucha glucosa en la noche y a activar la insulina nocturna, por lo que no producirás melatonina y sus antioxidantes durante esa noche, y tampoco hormona del crecimiento. El día siguiente será una catástrofe, cuando el estrés te siga consumiendo y te lleve a trastornos cerebrales inimaginables, como depresión, ansiedad y neurosis, si el fenómeno se perpetúa durante más de una semana.

Cuando esto pasa, el mecanismo fisiológico más importante para la supervivencia del ser humano se vuelve contra ti y te enferma de gravedad, e incluso puede llegar a matarte. Está comprobado cómo el estrés crónico destruye las células del cerebro encargadas de la memoria en el hipocampo y lleva a deterioro cognitivo. Además, muchos artículos explican que el estrés es un inductor de obesidad, así las personas no coman mucho o coman bajo en carbohidratos. Artículos, como el publicado por la doctora Mary Dallman en la revista *Trends in Endocrinology*, muestran cómo las ratas que viven en un ambiente con estrés inducido suben el doble de peso que aquellas que viven tranquilas, así ingieran la misma comida.[88] También está el artículo de la doctora Janet Tomiyama, que habla de cómo los efectos psicológicos

88 Dallman, M. F. Stress-induced obesity and the emotional nervous system. *Trends Endocrinol Metab.* Marzo del 2010;21(3):159-165. doi: 10.1016/j.tem.2009.10.004. Epub 18 de noviembre del 2009. PMID: 19926299; PMCID: PMC2831158.

286 | EL PODER DE SANAR

del estrés están ligados a las hormonas, y cómo el aumento crónico del cortisol eleva las hormonas del hambre, como la ghrelina, y disminuye las hormonas de la saciedad, como la leptina, y por esto las personas con estrés crónico comen un 39 % más que aquellas que viven tranquilas.[89] Además, estas personas viven presas de la recompensa que produce el aumento de dopamina, lo que las vuelve adictas a la comida, sin contar con que la disminución crónica del flujo sanguíneo intestinal induce a cambios patológicos de la microbiota, disbiosis y daño del epitelio, lo que genera permeabilidad en el intestino, con todos los daños que esto genera y que ya expliqué hace algunas páginas. Por último, y para agravar el problema, el estrés crónico lleva a un aumento crónico del cortisol y por ende del azúcar en la sangre, y esto conduce a niveles de insulina persistentemente altos que llevan a la resistencia a la insulina, la hipertensión y la diabetes mellitus, los grandes enemigos del ser humano. Por todo esto, el estrés crónico y la obesidad están unidos por todas las vías: conductual, fisiológica y bioquímica.

Quiero que entiendas que el estrés es una parte importante de tu vida, cuando se activa a las 5 a. m. y se desactiva a las 6 p. m. y procede de forma fisiológica cuando eres capaz de manejarlo y está ligado al sol.

Hay estrategias para hacer una buena gestión del estrés que son fáciles de aplicar. La primera es prender el eje hipotálamo-hipófisis-suprarrenal a las 5 a. m. Esto requiere levantarse temprano y ver los rayos del amanecer.

Si te levantas a las 9 a. m., el sistema se prende a esa hora y se apaga a las 10 p. m., pero si te levantas al mediodía, el sistema

---

89   Tomiyama, A. J. (2019). Stress and Obesity. *Annu Rev Psychol*. Enero del 2019; 4(70):703-718. En: https://www.annualreviews.org/doi/10.1146/annurev-psych-010418-102936

inicia a esa hora y se apaga a la 1 a. m. de la mañana siguiente. El sistema está hecho para estar prendido 12 horas, que es el horario de mayor actividad humana. No lo puedes modular, así está hecho. Por eso es importante levantarse antes del amanecer, ver el amanecer, tomar el sol 20 minutos al mediodía y ver los rayos infrarrojos del atardecer. Esto prende y apaga el sistema sin problemas. Las personas que están todo el día frente a luces azules llegan de noche a su casa a prender las luces y nunca son capaces de apagar el sistema simpático, viven de mal genio y no duermen. La estrategia de estrés más importante del ser humano es alinear el sistema neurovegetativo con el sol.

La segunda estrategia es usar el sistema simpático cuando esté prendido y en las horas en que tiene una mayor actividad. Para esto es importantísimo hacer ejercicio en la mañana y generar actividades en general al máximo entre las 6 a. m. y las 4 p. m., incluso con actividades que generen estrés al organismo, como los baños de hielo o agua fría de 5 a 20 minutos al día. No hay nada más deletéreo para el organismo que tener el sistema simpático prendido y no usarlo. Es como ponerse tenis, alistar hidratación, prepararse psicológicamente para hacer ejercicio, y en lugar de eso irse a dormir. Eso crea una tormenta de catecolaminas en el cuerpo que nunca le van a hacer bien. Uno de los grandes problemas del ser humano es tener prendido durante el día un sistema automático, sobre el que no tiene control, que es parte del diseño original, que permite la fuerza, la energía y la productividad, pero en lugar de eso sentarse todo el día en una oficina, llena de luces azules, sin moverse, de mal genio y sin pasión. Por eso, el ejercicio de fuerza o aeróbico, que son actividades estresantes, son ideales para hacer en la mañana; en cambio, las terapias relajantes, como los masajes, la musicoterapia, el yoga y el sexo, se deben realizar cuando el sistema simpático se está apagando, o sea

288 | EL PODER DE SANAR

en la tarde-noche. Recordemos que el sistema simpático se prende con el sol y se apaga con la oscuridad, en cambio el parasimpático se prende en la oscuridad y se apaga con el sol. Entonces, si queremos tener una buena gestión del estrés, la regla básica es no luchar por cambiar el sistema biológico y perfecto que tiene nuestro organismo, sino alinearlo con el sol y nuestras acciones en la vida. No luches contra él, porque es autónomo, pero tampoco lo inviertas, porque de base va a volverse contra ti. A partir de hoy: el estrés en la mañana, al igual que el sol y el ejercicio; los masajes, el yoga, las terapias relajantes y el sexo en las noches.

Los músculos, la base de la sanación

El músculo es la base de la vida y al perderlo ocurre que el cuerpo envejece. De los 30 años en adelante se pierde un 8 % de masa muscular cada década, por lo que a los 80 años ya habremos perdido en promedio un 40 %. Entonces, para tener una vejez activa y sana, el primer paso es construir músculo. A mayor músculo habrá menos lesiones, mejores tendones, menos artritis, más fuerza y mayor posibilidad de tener autonomía hasta el final de nuestros días. Pero ¿qué tiene que ver el músculo con la salud? Pues casi todo. Incluso hoy se habla de que construir masa muscular puede evitar enfermedades neurológicas degenerativas, por ejemplo, el alzhéimer. Además, la masa muscular no solo evita lesiones, sino que ayuda a que se generen menos enfermedades metabólicas, como la diabetes y la hipertensión, evita las enfermedades hepática y renal, y mejora los síntomas de las enfermedades autoinmunes y la menopausia.

El músculo está formado por células musculares y estas necesitan toneladas de energía. Una sola célula muscular de un individuo con poco músculo puede tener de 200 a 300 mitocondrias, que es el 4 % del volumen celular, pero, en una persona que entrena cada célula muscular, puede llegar a tener 100 a 1200 mitocondrias por célula y pasar al 8,5 % del volumen celular, lo cual implica un aumento del ADN mitocondrial de más del 80 %. Antes había explicado cómo, a mayor número de mitocondrias, menor producción de radicales libres y menor daño, menos estrés oxidativo, menos enfermedad, mayor retraso del envejecimiento y mayor longevidad. Por eso, la única forma consciente que tenemos de aumentar el volumen mitocondrial del cuerpo es hacer hipertrofia muscular. Al aumentar el músculo, también disminuye la enfermedad moderna más temida y de la que más les he hablado a lo largo de todo este libro: la resistencia a la insulina.

Recordemos que los músculos están llenos de receptores de insulina y que, por lo tanto, al construir músculo nuevo, no solo se están aumentando las fibras musculares y habrá más mitocondrias y más ADN mitocondrial, sino que también se formarán nuevos receptores de insulina que ayudarán a sanar la enfermedad. Entonces, a mayor cantidad de receptores de insulina, mayor probabilidad de reversión de la diabetes tipo 2 y de la hipertensión arterial, pues si hay más músculo también habrá menos inflamación sistémica y menos producción de mediadores inflamatorios. Si hay menos diabetes e hipertensión, también hay menos daño hepático y renal secundario. A más mitocondrias musculares y menos resistencia a la insulina, mejor circulación cardiaca y cerebral, mejor oxigenación cerebral y menor posibilidad de infartos. A más músculo, mejores niveles de colesterol sanguíneo. Te recuerdo que el colesterol es la molécula que les da estabilidad a las células y que, en caso de hipertrofia muscular, debe entrar a la célula del músculo para formar las balsas lipídicas de la membrana.

Hace un año mi esposa tenía el colesterol en 320 mg/dl. Ustedes saben que a mí, en una persona que come para sanar, me gusta el colesterol sanguíneo en rangos entre los 240 y los 300 mg/dl, pero el de Viviana estaba por encima de eso. Así que decidí implementar en ella la estrategia de la hipertrofia muscular para bajar su rango a 270 mg/dl. Con la guía de un *coach*, mi esposa comenzó a trabajar con pesas durante una hora, 4 veces a la semana. Además, también empezó a tomar el sol durante 20 minutos, cinco días a la semana. Nadie puede negar hoy que todo el ejercicio, pero en especial el de fuerza, es uno de los cinco pilares fundamentales de la salud. No obstante, solo es así si se hace de forma limpia, sin inyecciones de hormona del crecimiento o de otras hormonas, como esteroides, testosterona, anabólicos, eritropoyetina; también sin introducirle químicos al cuerpo, ya sea en forma de batidos o suplementos de mala calidad, que le van a hacer daño. Para que el músculo sea sinónimo de salud, se debe trabajar de forma limpia, porque si no es así, pasa lo que les sucede a los fisicoculturistas, pero a baja escala, en cuyos casos el músculo se vuelve un signo de enfermedad y muerte prematura. La expectativa de vida de un fisicoculturista profesional es de menos de 60 años.

Es una lástima que algunos gimnasios se hayan convertido (por el trabajo irresponsable de algunos instructores y sin que sus directivos lo sepan) en los principales lugares de tráfico ilegal de sustancias ilícitas para inyectarse o tomar, como agonistas B2, clembuterol, quemadores de grasa, anfetaminas, adrenérgicos, esteroides, hormona del crecimiento, sin que les importe la salud humana, sino solo el dinero y los resultados rápidos. Los que antes eran centros que promovían la salud se están convirtiendo en antros de droga y enfermedad. Necesitamos unir esfuerzos de nuevo, entre las personas, los instructores y los dueños de estos centros, para recuperar la credibilidad de los gimnasios como los principales centros de sanación. Pero para eso necesitamos denunciar a los traficantes de enfermedad y quedarnos solo con los buenos *coaches* (que son el 90 % de ellos), como el mío. Los necesitamos para reconstruir la salud perdida.

La recomendación es que mínimo se hagan 45 minutos de ejercicio de fuerza y más de 15 minutos de ejercicio aeróbico al día, 5 veces a la semana. Esta es la base para construir una buena vejez.

Bibliografía

Dallman, M. F. (2010). Stress-induced obesity and the emotional nervous system. *Trends Endocrinol Metab.* 2010;21(3):159-165.

Tomiyama, A. J. (2019). Stress and obesity. *Annu Rev Psychol.* Enero del 2019;4(70):703-718.

EL PODER DE SANAR

Al ingresar a la escuela de Medicina a los 18 años llegué convencido de que podría ayudar a sanar a las personas. Ese era mi compromiso y lo tenía claro. Pero solo 7 años después, cuando me gradué de la universidad con honores (la misma en la que hoy estudia Medicina mi hijo mayor) y con tan solo 25 años, ya me sentía impotente al sostener mi cartón en la mano, pues sentí que no tenía idea acerca de cómo sanar. Había memorizado miles de enfermedades, partes del cuerpo, nombres de medicamentos, pero no recordaba casi nada y lo único que tenía claro y que me habían enseñado es que ninguna de ellas tenía una cura real. Que la única manera de manejar cualquier desbalance en los exámenes de laboratorio de un paciente era recetándole un medicamento que debería tomar de por vida para mejorar los rangos de sus síntomas, pero sin asegurarle una mejoría real y duradera.

Aprendí que una persona diabética o hipertensa debía tomar medicamentos desde el día del diagnóstico hasta el día de su muerte.

Pero aun así no quiero que jamás juzguen a sus médicos: el sistema actual de aprendizaje de este saber no nos enseña realmente cómo manejar las ocho enfermedades por las cuales se muere el 80 % de las personas. No nos enseñan como evitar, modular o revertir dolencias al dejar al cuerpo hacer su función biológica de vivir y autorrepararse.

Yo entendí esto solo 28 años después de graduarme como médico y de haberme graduado de dos especializaciones: Anestesiología y Reanimación, y después Medicina Crítica y Cuidado Intensivo. Trabajé como intensivista o médico de la UCI del año 1994 al 2014. Allí me dediqué a tratar de salvar personas que construían de forma inconsciente una enfermedad grave que las iba a matar en un lapso de 48 horas después de entrar a la UCI. Firmé 1023 certificados de defunción de personas que murieron bajo mi cuidado y que, a pesar de todos los esfuerzos humanos y tecnológicos, construyeron una enfermedad más fuerte que sus deseos de vivir. Yo sé que la cifra suena inmensa, pero la realidad es que en mis 960 semanas en la UCI tuve que lidiar con la muerte de un poco más de un paciente a la semana. Sí, es un trabajo tremendo que exige mucho, pero la realidad es que de cada diez personas que entran a la UCI salen al menos ocho a seguir con su vida, y son ellos quienes entienden *el valor de la vida, ante el poder implacable de la enfermedad grave y la muerte.*

Pero, así como la mayoría sale a contar la historia y a seguir su vida, también quedan aquellos que tuvieron que morir solos, intubados, con bombas de infusión, aparatos para respirar, desesperados y angustiados por no saber lo que le espera y sin poder despedirse de sus seres queridos. Después de la muerte de mi padre decidí ser *la voz de esos muertos que no pueden hablar.* Hoy soy la voz de esos 1023 padres, madres, hijos y abuelos que no se querían morir, pero que llegada su hora se dieron cuenta de que habían vivido para construir la enfermedad que se los estaba llevando. El 90 % de esas muertes prematuras habrían podido ser evitadas, si esas personas hubieran vivido para sanar y no para enfermar.

Por esa razón decidí dejar todos mis trabajos formales como médico en el año 2020, dejar de esperar en un hospital a que lleguen los pacientes enfermos, para dedicarme a educar al mundo. No es necesario llegar a una UCI para tomar la decisión de cambiar nuestro estilo de vida, porque lo más probable es que cuando llegues a la clínica ya sea demasiado tarde. Por eso en este libro te doy todas las herramientas para que conozcas y entiendas la máquina maravillosa que es tu cuerpo y aprendas a cuidarla. Lo único que busco es que seas tu propio médico, el responsable de tu vida y el encargado de tu bien más preciado, tu salud. *Quiero, deseo y anhelo poner en este momento tu vida en cuidado intensivo, para que nunca tengas que llegar a una UCI.* Para que vivas una vida plena, maravillosa, sin miedo a enfermar, para ti y para los tuyos. Estoy convencido de que el cuerpo humano es una máquina que Dios hizo de forma perfecta para transportar tu maravillosa esencia y tu espíritu.

Quiero que entiendas el valor de tus hábitos de vida, que aprendas a alimentarte, no para darle placer a la lengua, sino para nutrirte. Quiero que dejes de tenerle miedo al sol, que alinees tus ritmos circadianos, que valores el descanso, que vivas feliz, que ames a tus amigos y a tus enemigos, que no agredas a los demás, que aprendas a modular tu estrés y te vuelvas un amante del ejercicio. Solo así podrás VIVIR A PLENITUD Y EN UN CUERPO QUE SÍ ESTÁ PREPARADO PARA CARGAR CON TU ALMA DURANTE TODOS LOS AÑOS QUE ANHELAS VIVIR EN ESTA TIERRA.

Te quiero sano, por favor experimenta el poder de sanar.

TU DOCTOR BAYTER